捏捏脖子防失智

頭痛、健忘、暈眩、耳鳴，
原因竟是腦脊髓液循環不良

宮城旺照 醫師 著
衛宮紘 譯

序

「請救救我。旺旺醫師！」

這是從東京特地搭機前來沖繩就診的患者，對我說的第一句話（順便一提，旺旺醫師是病患對我的暱稱）。

「發生什麼事了？」

「我這四年來跑了各家診所，但都沒有辦法治好暈眩和頭痛，工作也不能進入狀況。我去了知名的大學醫院，前往其他以專制暈眩聞名的醫院，掛了腦神經外科、耳鼻科看診，但每家醫院都診斷：『原因不明』、『腦部沒有異常』。最後想說死馬當活馬醫，就搭機來這邊了。」

「這樣啊……

雖然你可能覺得難以置信，但請冷靜下聽我說。其實，診斷『沒有異常』的腦神經外科、耳鼻科醫師是正確的，沒有判斷錯誤。」

聽我這樣一說，大家臉上都會浮現困惑的表情。

對於感到困惑的大家，請讓我用下面的經驗來說明其中的理由。

「某天我開車在路上，車子卻突然停下來無法行駛，用盡各種辦法都啟動不了。運氣不錯，前方不遠處有間修車廠，我心想：『真是幸運！』趕緊請維修員來看一下。

『太好了！』我感到安心。

然而，維修員檢查車子後，卻這樣對我說：

『車子沒有異常。』

『咦？怎麼會這樣！』

當然，我感到相當困惑，對「沒有異常」不知如何是好。

但是，維修員的判斷是正確的。因為這位維修員是車子的專家，而不是機油、汽油的專家。

車子啟動不了是管線阻塞，機油、汽油沒有辦法流動的緣故。然而，維修員以為機油、汽油確實有流動循環。

即便車子本身沒有問題，若是機油、汽油沒有流動，車子就啟動不了。

回歸正題，腦神經外科、耳鼻科的醫師們，是以拍攝ＣＴ（電腦斷層）或者ＭＲＩ（磁振造影）來檢查頭痛、暈眩。問題是ＣＴ影像、ＭＲＩ影像僅能知道腦梗塞等器質性病變[1]，但卻不能看出腦中的血液、腦脊髓液流動，以及耳朵半規管中的淋巴液流動。

換句話說，若是比喻成前面的車子，血液與腦脊髓液相當於機油、汽油。

就我所知，目前日本醫院並不存在簡易診斷腦脊髓液、腦部血液循環，以

1　器官的組織結構發生改變。

及半規管淋巴液循環的醫療器材。

也就是說，腦神經外科的醫師的確是腦部的專家，但不是腦部的血液、腦脊髓液循環的專家；耳鼻科的醫師是耳朵的專家，但不是耳朵半規管淋巴液循環的專家。

所以，醫師才沒有辦法診斷出你頭痛、暈眩的原因，在於腦中血液、腦脊髓液以及耳朵半規管淋巴液的循環障礙。

為什麼會引起這樣的循環障礙呢？

首先是牙齒咬合不正，造成夜晚緊咬牙齒，引起顳顎關節症。接著進一步惡化，在就寢時頭部後仰造成頸椎症，引起腦耳內部血液、腦脊髓液循環障礙。

三、四十年來的牙齒咬合不正造成顳顎關節症、頸椎症，所以才引起頭痛、暈眩。

如果這樣的狀態持續下去，可能會變得容易罹患失智症喔。」

所有前來宮城牙科診所的患者，我都會如同上述跟他們說明。

「原因不明」

「沒有異常」

在其它醫院得到這樣診斷的患者，大多會有血液、腦脊髓液的循環障礙。出現這些循環障礙的根本原因，是三、四十年前開始的夜晚牙齒咬合不正。

大家都沒有料想到，牙齒的咬合是原因不明疾病的「原因」。

這些患者得知病因後，有些人流下眼淚，有些人的家人特地前來道謝。每當看到這樣的情況，內心都會湧現「想要幫助所有感到困擾的患者」的想法，這份想法也促成我執筆寫下這本書。

期許看見書名《捏捏脖子防失智》而拿起本書的各位讀者，能夠因此變得更加健康。

旺旺醫師　宮城旺照

目錄

第1章
「緊咬牙齒」恐怕招來失智症

第2章 失智症與「夜晚」腦脊髓液循環不良的關係

第3章

預防失智症，養成「夜晚」好習慣

第4章 遠離失智症的飲食生活

第5章

遵守五個健康守則，不失智，活到100歲

第 1 章

「緊咬牙齒」恐怕招來失智症

就寢時不自覺地緊咬牙齒

提到「緊咬牙齒」恐怕招來失智症，相信許多人會感到疑惑。的確，失智症是腦部的疾病，跟牙齒應該沒有什麼關係才對。然而，我認為緊咬牙齒是失智症的主要原因之一，改善緊咬牙齒的情況能夠預防失智症。

本書所說的「緊咬牙齒」是指就寢時無意識緊咬磨牙的情況。

睡眠時，我們大多會以清醒時兩、三倍的強大力量緊咬牙齒。此時，如果牙齒的咬合不正，會對下顎造成負擔，引起活動下顎時感到疼痛、發出彈響、張不開嘴等症狀。這就是「顳顎關節障礙症」。

由於下顎的肌肉連結到肩頸部，所以顳顎關節症會使肩頸容易僵硬。換句話說，我認為「頸部僵硬＝顳顎關節症造成的肌肉僵硬」。

再者，缺少臼齒或者臼齒咬合不正的人，容易出現緊咬門齒。緊咬門齒會造成頭部些微後仰。

長年以這樣的姿勢就寢，下顎、頸部的肌肉將持續緊繃，不但會使脖子僵硬，睡覺時頭部也會後仰。即便後來牙齒全部沒有了，頭部後仰的習慣也會改不過來。

那麼，為什麼頸部僵硬跟失智症有關呢？

頸部僵硬會壓迫到頸部內側的粗血管「內頸靜脈」，使得腦部的血液難以流回心臟，詳細內容會在第2章說明。除此之外，我認為這也會讓「腦脊髓液」的循環變差。

腦脊髓液是指由腦部的「腦室」製造的無色透明液體，有一種說法是腦室每天會產生五百毫升的腦脊髓液。腦脊髓液會在腦內緩慢循環，最後流至靜脈與脊髓，並被吸收。**除了保護我們的腦部之外，腦脊髓液還會在睡眠時回收腦細胞排出的老舊廢物，扮演著重要的角色。**

如果頸部肌肉（主要是胸鎖乳突肌）僵硬，如同前面的說明，會造成腦脊髓液的循環淤塞，腦部的老舊廢物無法順利排出。結果，會使得腦部功能下降，引發失智症狀。

重點

就寢時緊咬牙齒會造成肩頸僵硬。

肩頸僵硬會讓血液、腦脊髓液的循環變差。

內頸靜脈與胸鎖乳突肌

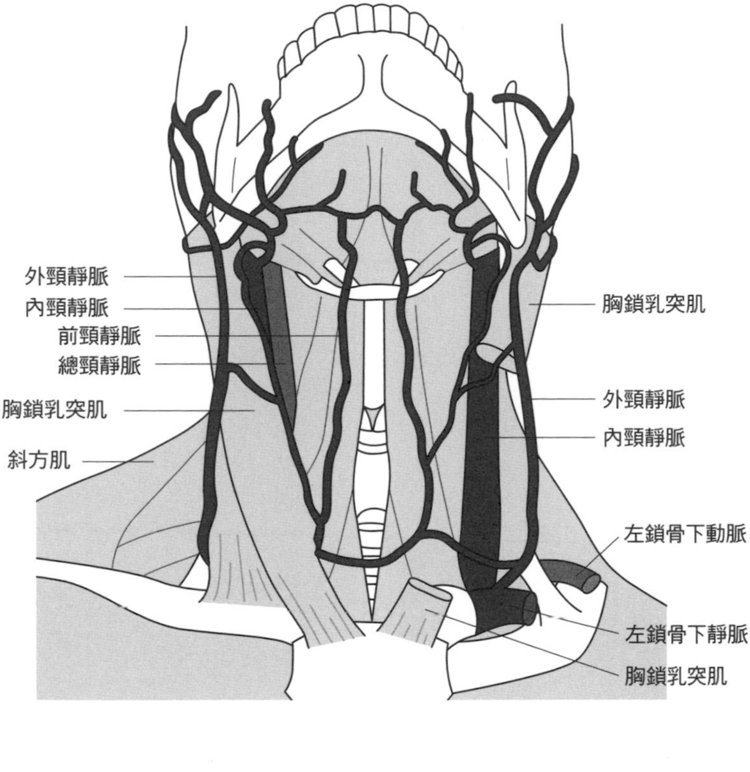
外頸靜脈
內頸靜脈
前頸靜脈
總頸靜脈
胸鎖乳突肌
斜方肌
胸鎖乳突肌
外頸靜脈
內頸靜脈
左鎖骨下動脈
左鎖骨下靜脈
胸鎖乳突肌

增加失智症風險的「隱性顳顎關節症」

許多人對緊咬牙齒沒有自覺。

緊咬牙齒發生在睡眠時最深層睡眠的「非快速動眼（NREM）」睡眠期，所以一般不會注意到自己有這樣的行為。

我至今診察超過兩萬位患者，從這些經驗中發現，**即便未顯現顳顎關節症的症狀，非常多人都有「隱性顳顎關節症」。**

以下附有快速判斷是不是隱性顳顎關節症的自我檢測。如同下頁照片，請將手指放在耳垂後方（下顎根部），接著向上用力推壓。

指壓時感到疼痛、異樣感的人，可能就有隱性顳顎關節症。

睡眠時緊咬牙齒、頭部後仰，會造成頸部肌肉僵硬。頸部肌肉沒有僵硬的

「隱性顳顎關節」自我檢測

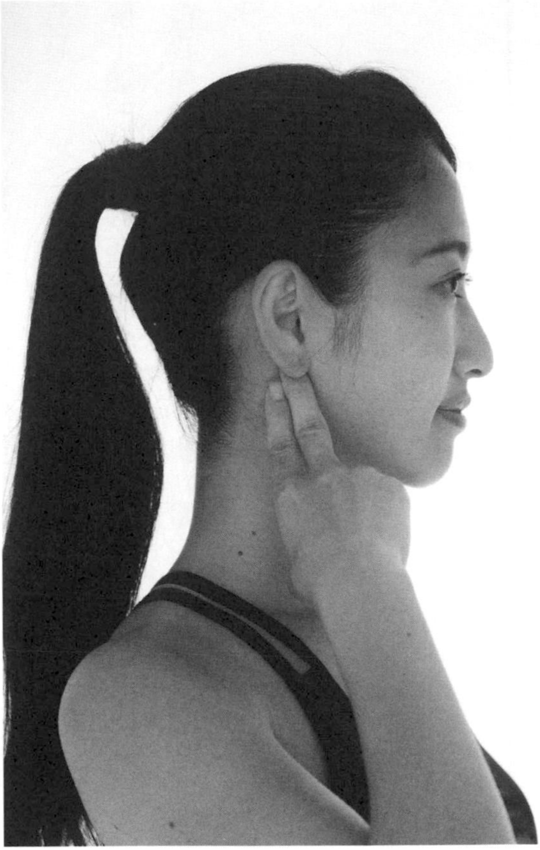

以食、中兩指放在耳垂後方（下顎根部）凹陷處，接著向上用力推壓。若感到疼痛、異樣感，可能就是「隱性顳顎關節症」。

人，用力壓耳垂後方是不會感到疼痛的。

接下來，請檢查左頁的各個項目。

符合的項目愈多，顳顎關節症的可能性愈高，因隱性顳顎關節症罹患失智症的風險也愈高。

雖然緩解下顎的關節就能覺得輕鬆，但有機會還是詢問牙醫師比較好。

平日的自我保健，可注意主動放鬆下顎周圍的肌肉，緩解關節，就能輕鬆不少。

重　點

如果推壓耳垂後方感到疼痛，可能有罹患「隱性顳顎關節症」的風險。

「隱性顳顎關節症」自我檢測

☐ 用手指推壓下顎關節部分感到疼痛
☐ 嘴巴難以張開
☐ 早上起床後，下顎感到疼痛
☐ 上犬齒出現磨損
☐ 下門齒出現磨損
☐ 脖子僵硬
☐ 脖子無法順暢轉動
☐ 駝背
☐ 半夜起來如廁三次以上
☐ 煮飯時，準備打開冰箱拿食材，卻忘記要拿什麼
☐ 出現暈眩、走路不穩
☐ 睡覺時打鼾
☐ 張開嘴巴時會發出沙沙聲
☐ 牙齦裡的骨頭有異常肥大（突起）的情況

只要其中一項符合，就可能有罹患「隱性顳顎關節症」的可能性，請確實請牙醫診療吧。

頸部僵硬會造成頭痛、暈眩、睡眠呼吸中止症

除了睡眠時緊咬牙齒，平常的姿勢不良也會使頸部僵硬進一步惡化。

自然站立時，耳朵、肩膀、手肘、膝蓋、腳踝從側面來看，是不是呈一直線？這是身體原本的正確姿勢。

正常的脊椎會呈現S型彎曲，巧妙分散頭部重量，並給予支撐。

然而，如果頭部前伸而駝背，就會變成僅有頸部在支撐頭部。脖子直接承受重量，因而造成頸部僵硬。

除了失智症之外，頸部僵硬也會造成頭痛、暈眩、走路不穩、打鼾、睡眠呼吸中止症等症狀。詳細解說請翻閱第5章。

為了守護腦部與身體的健康，防止頸部僵硬非常重要。

有鑑於此，我推薦給患者們的方法是「捏脖子」。

正確的姿勢是
「耳朵、肩膀、手肘、膝蓋、腳踝呈一直線」

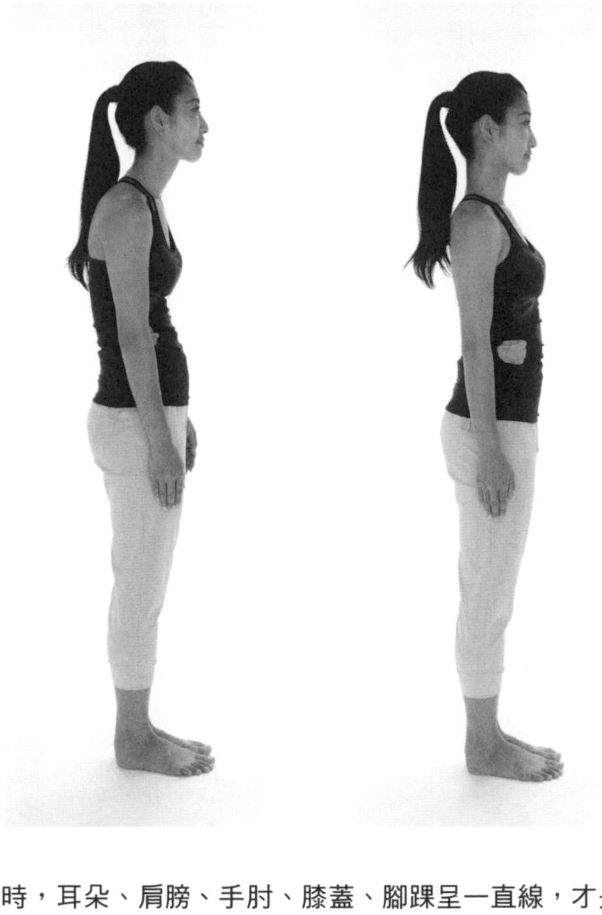

自然站立時，耳朵、肩膀、手肘、膝蓋、腳踝呈一直線，才是正確的姿勢。頭部前伸而駝背，會造成頸部僵硬。另外，手自然下垂時，如果手背朝向前方，表示有駝背現象。

做法相當簡單。

將左手繞到頸部後方，從後面握住頸部。此時，左手大拇指接觸位置下方是內頸靜脈。但這並不是針灸的穴位，不需要對拇指的位置過於在意。

接著手指施力，稍微用力按壓頸部。這是基本的做法，用以緩解「胸鎖乳突肌」的頸部肌肉，改善脖子僵硬的情況。

胸鎖乳突肌是從耳朵後方連接至鎖骨的粗大肌肉，與「頸椎」的頸部骨頭協力做出歪頭等動作。

腦部血液回流時，會通過最大的血管「內頸靜脈」，但若胸鎖乳突肌僵硬的話，頭部周邊的血液、腦脊髓液循環會變差。

另外，用左手捏脖子是有其理由的。

內頸靜脈左右各有一條，但左邊的比右邊的粗約兩倍。按壓左側，能夠改善整個內頸靜脈的流動，讓腦內的血液、腦脊髓液體循環變得順暢。

想更進一步的人，也可將大拇指的位置沿著頸部，由上而下移動按壓。這樣能夠提高緩解頸部的效果，請見30頁圖。

超簡單！
改善頸部僵硬的「捏脖子」按摩法

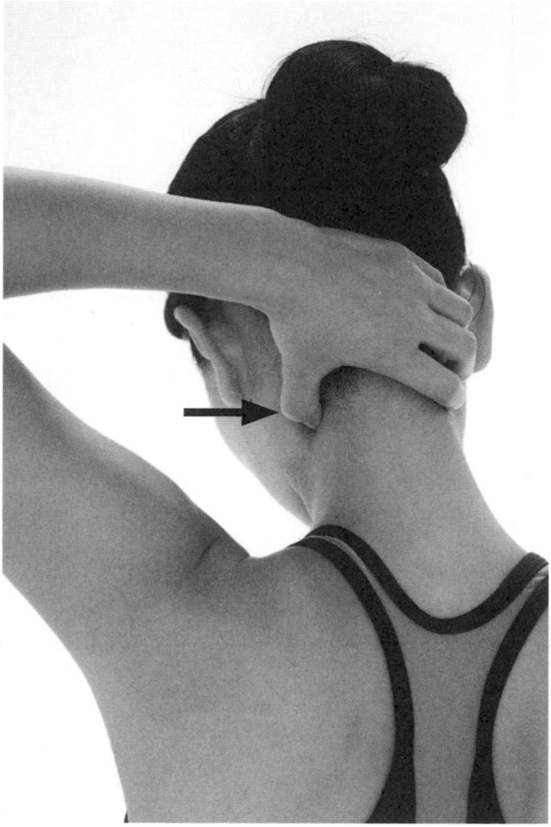

用左手握住頸部後方，手指施力按壓脖子。此時，大拇指接觸位置附近有內頸靜脈，能夠緩解胸鎖乳突肌，改善頸部僵硬的情況。

另外，若因長年緊咬牙齒的習慣，造成頸部後側僵硬，在此推薦伸展脖子後側的體操。

做法是雙手交握於頭部後方，以手的重量讓頭部往前傾倒，目的是伸展大肌肉「斜方肌」等枕骨下肌群，緩解頸部僵硬，請見21頁圖。

斜方肌是從頸部後面延伸至背部，將頭部往後拉引、支撐頸部的大肌肉。斜方肌是容易僵硬的肌肉，建議平時就養成伸展這部分肌肉的習慣。

重點

藉由「捏脖子」，讓血液、腦脊髓液的循環變得順暢。

「胸鎖乳突肌」僵硬，會壓迫內頸靜脈

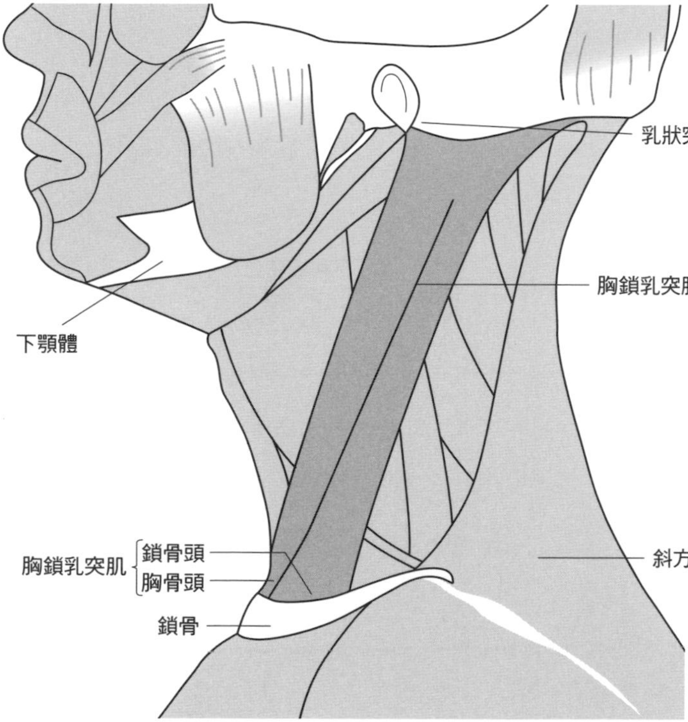

胸鎖乳突肌與斜方肌

「捏脖子」進階篇

有效緩解頸部肌肉僵硬的「左手捏捏脖子按摩」

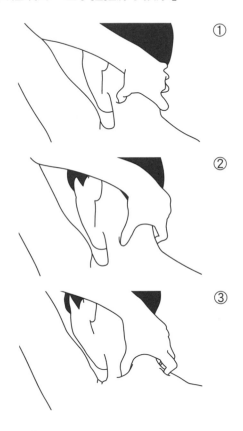

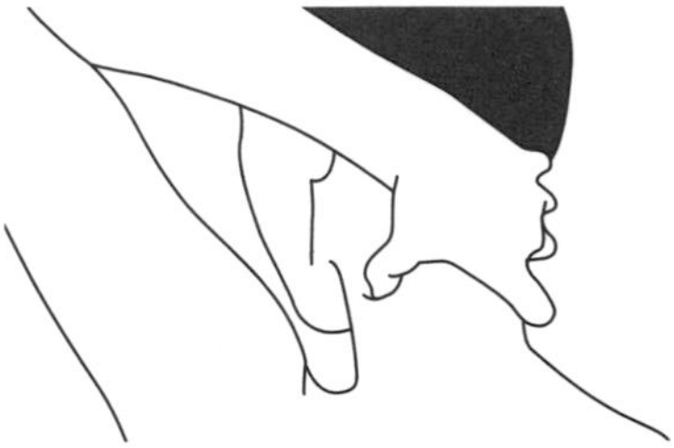
①

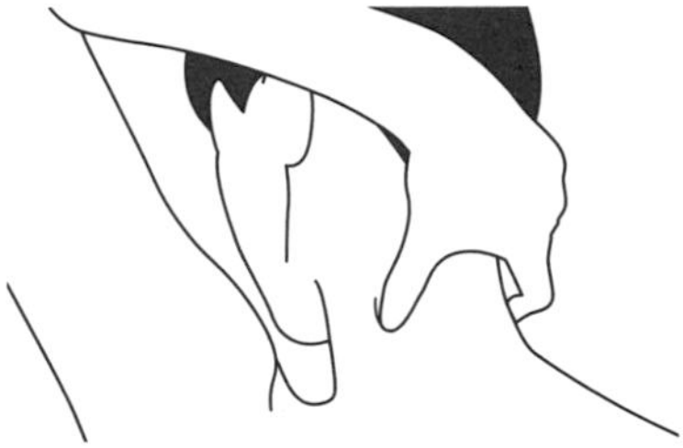
②

③

①用左手大拇指和剩餘的四指，大把握住後頸，確實按壓後頸肌肉。

②③以大拇指施力按壓，由頭頸交界處，向下移動至接近肩膀的位置，放鬆肌肉。

適合頸部後側僵硬的斜方肌伸展

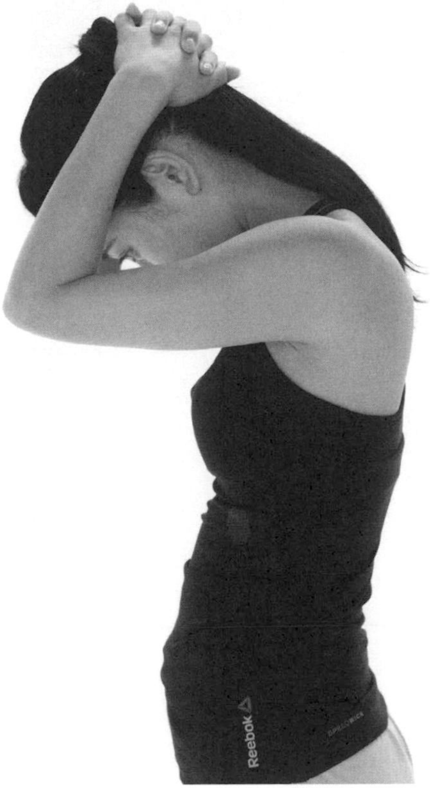

雙手交握於頭部後方，以手的重量讓頭往前倒，伸展後頸的斜方肌等肌肉，改善頸部僵硬的情況。

頸部僵硬與失智症相關

我注意到頸部僵硬與失智症相關的契機，是在距今數年前診療導入「微核磁共振（METATRON）」這項醫療器材的時候。

微核磁共振是俄羅斯以太空人的健康管理為目的而開發的機器，用以測定全身細胞的能量，找出哪邊血液循環不佳、疲憊無力。

我使用微核磁共振收集患者的數據資料，發現失智症患者有著共通的傾向。那就是「側腦室」與頸部會同時出現問題。

側腦室是充滿腦脊髓液的一對空間，旁邊有著掌管記憶的海馬迴。

我起初完全不曉得側腦室、頸部與失智症的關聯性。然而，某天我聽聞「水腦症的患者在接受引導腦脊髓液的手術後，腦部內壓下降，結果失智症也跟著治好了」，突然就靈光一閃。

「水腦症（腦積水）」是循環於腦與脊髓的腦脊髓液流動不佳，導致腦脊髓液累積在腦部，引發腦室擴大的疾病。

高齡者罹患水腦症後，會出現步行障礙、失智症、尿失禁等症狀，推測5～10％的失智症患者可能為潛在的水腦症病患。

腦脊髓液大多是經由頸部靜脈從腦流回心臟，如果頸部肌肉僵硬，靜脈血流會變差，腦脊髓液的循環也會受到阻滯（頸椎阻滯）。難道不是這個結果導致失智症嗎？這樣想的話，就能說明失智症患者的側腦室與頸部會一併出現問題。

於是，我對失智症患者進行改善咬合的治療，緩解頸部肌肉後，失智症、健忘的情況皆獲得改善。

基於上述的經驗，我得到這樣的結論：失智症其中一個病因，可能是頸部僵硬造成的腦脊髓液阻滯。

另外，失智症患者的血液中，同半胱胺酸（homocysteine）的濃度偏高。同半胱胺酸會造成腦部神經回路出現問題，被認為是失智症的原因之一，但目前仍舊無法得知其濃度為何會偏高。

血液中同半胱胺酸濃度上升的原因，可能是肝臟疲勞。

據我推測是因為肝臟未能順利將甲硫胺酸（methionine，胺基酸的一種）轉為半胱胺酸（cysteine），才產出大量同半胱胺酸。

想要提升肝功能，可攝取氫元素健康食品、氫水、胺基酸、葉酸，以及用溫熱療法等，來活化肝臟的代謝。

重點

失智症患者的側腦室與頸部會一併出現問題。

腦脊髓液淤滯是引發失智症的誘因。

能夠測量細胞能量的「微核磁共振」

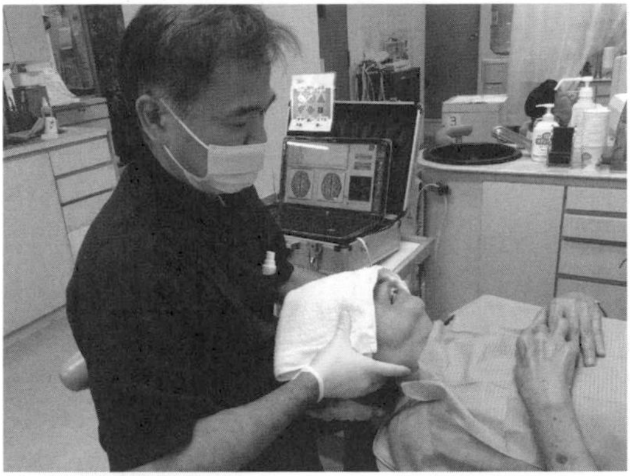

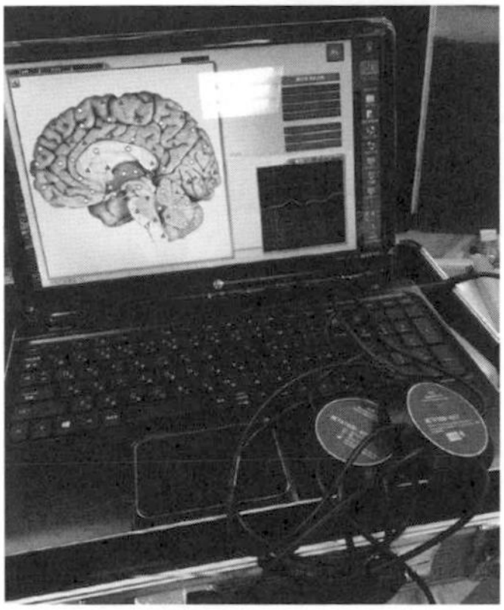

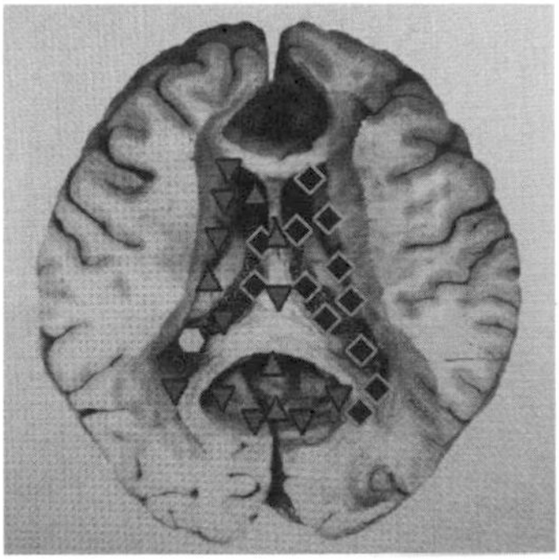

（照片上）以微核磁共振檢查血液循環差、疲憊無力的部分，同時進行診察的作者宮城院長（右下患者腦部圖片並非照片中的患者）。
（下右）有失智症傾向的腦部。黑色菱形標記的部分，表示腦脊髓液循環出現問題。
（下左）俄羅斯為了太空人的健康管理而開發的微核磁共振醫療器材。

做心肺復甦術時，可加入「捏脖子」有助拯救性命！

我平時就不斷宣導頸部的重要性，在對消防急救隊員演講時，也會告訴他們：

「做心肺復甦術（CPR）時，我們都會先確認有無意識、有無呼吸、心臟有無跳動。但這樣還漏掉一項重要的事情。**看見有人倒臥地上時，要先趕緊捏脖子，暢通內頸靜脈。無論是腦內出血還是腦梗塞，都要先暢通內頸靜脈再進行治療。**」

聽到我這樣說，隊員們和署長都感到震驚。其中，還有人要求：「能夠再說明一次捏的地方嗎？」

教科書中沒有這方面的知識，隊員們也就沒有學過。然而，**在拯救生命上，暢通內頸靜脈是非常重要的重點。**

在飛機上出現身體不適的人，原因大多是頸部僵硬，緩解頸部暢通內頸靜脈，協助補充水分，再將腳部抬高讓血液流至腦部後，大部分的人就能獲得恢復。

頸部僵硬可能是腦梗塞的前兆

以前，我曾經遇過這樣的事情。

患者在診所門口下計程車時，七十幾歲的司機沒辦法回頭找零錢。我一看，就知道是頸部僵硬造成內頸靜脈血流變差，快要惡化成腦梗塞的狀態。

「司機先生，你的脖子很僵硬吧。我是這間診所的院長，能否讓我看一下你的脖子呢？」

徵求同意後，我便捏捏司機先生的脖子，幫他暢通左邊的內頸靜脈。

「好痛！我還以為要死了。」司機看起來相當疼的樣子。

「耳朵後面是腦部血液回流的主要出口，我剛剛幫你暢通了一下。你原本差點就要腦梗塞了喔。我的診所就在這附近，你一定要抽空來一下。我會幫你緩解頸部僵硬，治療牙齒咬合不正的問題。」

聽我這麼說後，司機草草回覆「我知道了。」便開車離去。然而，一年、兩年過去了，都沒有看見他的身影。

該不會已經腦梗塞過世了吧……我不禁這麼想，四年後他突然出現在診所，說道：「我是那個時候受您幫助的計程車司機。」

啊啊，太好了，你終於來了！幸好你還活著！

「我很擔心你喔！」

聽到我的關心後，司機娓娓道來：

「其實，我半年前因腦梗塞昏倒，現在半邊身體還是麻痺的狀態。那個時候我不曉得你是在幫我，真是抱歉。醫師，請您把我治好！」

我趕緊為他診察，果然發現牙齒咬合有問題，進行預防腦梗塞復發的治療。司機先生應該相當高興吧，幾天後我還收到他作為謝禮的花束。

不過，昏倒後才來也太遲了吧！

即便沒有出現自覺症狀，也絕對不可以輕視頸部僵硬的問題。這有時可能攸關重大疾病、性命，所以請每天捏脖子，避免內頸靜脈的部分僵硬。不需要在意技巧好不好，重要的是每天都要捏脖子。

重點

治療咬合問題能夠消除頸部僵硬。
預防腦梗塞，每天都要捏脖子。

「不明原因的臉部水腫」捏脖子也有效

「我的臉頰會定期腫起來，很讓人困擾。」某位七十幾歲的男性患者說道。

他走訪各大醫院，最後來到我的診所。的確，他的臉頰腫得讓人不由得想問：「這是腮腺炎吧？」

雖然臉腫起來，但卻沒有發炎症狀，本人也不覺得疼痛。無論去到哪家醫院，醫師都只開藥給他。然而，不管有沒有服藥，臉腫的情況都未獲得改善。

我診察患者後，發現他沒有臼齒。於是，我推測他是因為睡覺時緊咬牙齒，下顎根部處滲出腦脊髓液才造成臉部水腫。

我會將臉腫跟腦脊髓液聯想在一起，是從「膝關節積水」的症狀得到提示。雖然這個想法有些牽強，但膝蓋、下顎同樣都是關節，所以下顎也有可能像膝關節一樣積水。

我按壓患者耳後的顳顎關節，向他說明：

「你的顳顎關節受到很大的壓力而積水了。你有聽過『膝關節積水』吧，這個部位也發生了同樣的現象喔。」

捏脖子讓內頸靜脈暢通，加上睡覺時戴上我開發的牙套（旺旺牙套）矯正牙齒咬合的位置，治療後患者的腦脊髓液循環獲得改善，臉頰的水腫也就消掉了。

不過，為什麼他去各大醫院都找不到臉腫的原因，也沒有治療好呢？

我想這是因為醫師們想要找出對應的病名。

然而，很多症狀是沒有病名的。

這個時候，如果知道頸部僵硬、內頸靜脈以及腦脊髓液的關係，許多病例都能獲得解決。

第2章，就來進一步深入討論頸部僵硬與失智症的關係吧。

重　點

顳顎關節也會「積水」。

「捏捏脖子」重新獲得健康！

病例 1

腦動脈瘤症狀緩解

C・Y先生（78歲 沖繩縣 男性）

症狀
頭痛 肩膀僵硬
浮腫
腦動脈瘤
下顎彈聲

一年前，我的健康檢查結果發現腦部出現動脈瘤，但我完全沒有自覺症狀。

後來，我需要定期前往接受健檢的醫院進行追蹤觀察。在這段期間，我自己也對腦動脈瘤調查一番，搜尋到宮城醫師（旺旺醫師）的部落格，看到其他人留言：「腦動脈瘤也改善了。」便決定前往就診。

治療的方法是，戴上旺旺醫師自行開發的旺旺牙套與緩解頸部。剛開始時非常疼痛，但後來就逐漸習慣，最近還覺得痛得很舒服。

根據MRI的影像診斷，我的腦動脈瘤形狀是兩個肉瘤疊在一起，之前的醫師表示：「這是容易破裂的狀態。」不過，讓旺旺醫師看過之後，腫瘤的形狀改變，幫我追蹤觀察的醫師診斷：「上面的肉瘤變得平緩，有逐漸改善的趨勢喔。」

另外，以前天氣不佳時容易偏頭痛，在讓醫師緩解頸部後，這問題也獲得改善。

現在，我每兩個月就會前往旺旺醫師的診所回診。

旺旺醫師的解說

腦動脈瘤的形成主因是腦部血管內壓上升，這多是頸部僵硬而造成的，也就是內頸靜脈受到壓迫。換句話說，戴上旺旺牙套治療牙齒咬合、捏脖子緩解頸部，讓腦部血管內壓下降，就能夠改善腦動脈瘤。

病例

2

「捏捏脖子」重新獲得健康！

持續治療五個月，順利擺脫正常呼吸器

K・N女士（74歲　沖繩縣　女性）

症狀

睡眠呼吸中止症

「妳睡覺打鼾聲很大。找醫師看一下吧？」

十多年前開始一同旅行的朋友這麼跟我說。丈夫以前表示：「睡覺打鼾不是什麼嚴重的問題。」我也就沒太過在意，但被朋友這樣一說，便開始擔心，決定前往醫院檢查。

住院一天檢查的結果，「是睡眠呼吸中止症。」醫師如此診斷，說道：「妳得使用CPAP（連續正壓呼吸輔助器）」。

我對呼吸中止沒有自覺。之前為了不讓自己打鼾，會戴上其他牙醫製作的牙套，但似乎都沒有效果。

後來，我每次旅行都得戴上CPAP。睡覺翻身時會勾到CPAP的管線，非常礙事。

但是，我有心律不整的老毛病，如果不使用CPAP，怕會引起心肌梗塞、腦梗塞。

「我大概一生都沒有辦法脫離CPAP吧。」正當我感到沮喪的時候，在報紙上看見宮城牙科診所的廣告。上頭寫著「睡眠呼吸中止症的原因，是夜晚咬合問題造成的顳顎關節症與頸部僵硬」，於是決定前往就診。

其實，我之前在廣播節目上，就有聽過宮城醫師的暱稱「旺旺醫師」，只是不曉得宮城診所是旺旺醫師開的診所，見到本人時我嚇了一大跳。

醫師在問診時表示：「睡眠呼吸中止症的多數原因是顳顎關節症，緩解下顎、頸部後就能獲得改善。實際上，也有許多人因此不需要再用CPAP了喔。」

醫師幫我做「微核磁共振」影像分析後，問道：「妳的腎臟有什麼狀況嗎？」我又嚇了一跳。小學的時候，因罹患幼兒型結核病，導致其中一個腎臟失去功能。接著，醫師採取一滴血液，用螢幕檢視顯微鏡下血液的狀態，並給予我飲食、生活習慣上的建議。

我請醫師為我製作旺旺牙套，每兩週看診一次。治療時，宮城醫師會幫我緩解頸部，起初疼得厲害，但後來就逐漸習慣了。

持續了5個月後，宮城醫師問我：「要不要再做一次睡眠呼吸中止症的檢查呢？」我戴著旺旺牙套接受檢查，結果是「只要戴上旺旺牙套，不使用CPAP也沒關係。」當下我真想高喊「萬歲！」

後來，我也不需服用心律不整的藥物。雖然還是需要繼續服用降壓劑，但這是因為我的其中一個腎臟失去功能，心臟內科的醫師建議仍要服用高血壓的藥物。

CPAP真的是相當惱人的器具。現在若是遇到使用CPAP的人，我就會想跟他們分享捏脖子的好處。

旺旺醫師的解說

不少被診斷為睡眠呼吸中止症的人，儘管夜晚穿戴ＣＰＡＰ，仍舊感到不習慣、覺得心煩，或者因旅行不方便而想要脫離ＣＰＡＰ。他們之中的許多人是因夜晚緊咬牙齒引發打鼾，結果變成睡眠呼吸中止症。很多人只要戴上旺旺牙套、捏脖子，睡覺時縮下顎，就能治好打鼾，改善睡眠呼吸中止症。

經過這樣的治療後，約有七成的睡眠呼吸中止症患者順利拆掉ＣＰＡＰ，不用ＣＰＡＰ也能夠睡得安穩。

第 2 章

失智症與「夜晚」腦脊髓液循環不良的關係

「腦脊髓液」是容易被忽略的失智症原因

今後，高齡化問題將更加嚴重。

失智症的預防與治療，是大家需要關注的重要議題。失智症的種類林林總總，其中較具代表性的有「阿茲海默型失智症」與「血管型失智症」。

「阿茲海默型失智症」，是「β類澱粉蛋白（β-amyloid protein）」的蛋白質堆積於腦部，破壞正常的神經細胞，引起腦部萎縮而發生症狀。然而，β類澱粉蛋白堆積的原因，目前尚不明瞭。

「血管型失智症」則是因腦梗塞、腦出血等腦部血管阻滯（梗塞），引發失智症狀。只有一個地方梗塞還不易出現症狀，但梗塞情況變嚴重後，腦部功能就會逐漸漸低，顯現失智症、運動障礙。

我認為，還有一項容易被忽略的原因。

那就是「腦脊髓液」。

腦脊髓液如同其名，是指在腦與脊髓之間循環的液體。

如同漂浮在水中的豆腐，我們的腦也懸浮在腦脊髓液當中。**腦脊髓液除了保護腦部免受衝擊、運送養分給腦部之外，也有「排出腦部的老舊廢物」的功能。**如同前述，有一種說法是腦室每天會產生五百毫升的腦脊髓液。

就像我們全身的細胞每天反覆新陳代謝，腦也會進行新陳代謝，排出老舊廢物。

而回收老舊廢物的是腦脊髓液。

其實，二〇一三年十月《Science》（美國學術雜誌《科學》），刊載了「腦部在睡眠時會收縮，讓腦脊髓液排出老舊廢物」的研究。

該研究利用最新的攝影技術，檢查活體老鼠的腦部，成功解開腦部排出老舊廢物的機制。

這項機制稱為「膠淋巴系統（glymphatic system）」，藉由將腦脊髓液送至整個腦部，把堆積於腦部的老舊廢物帶進血管。帶進血管的老舊廢物會被送至肝臟，進行最後的處理。在睡眠時，也能加速清除引發阿茲海默型失智症的 β 類澱粉蛋白。

該研究也指出，老鼠在睡眠時腦部各細胞的大小會縮小將近60%，使得細胞間產生縫隙，能夠有效率除去老舊廢物。細胞的老舊廢物通常是透過淋巴系統排出體外，但腦內不存在淋巴管，只能藉由血管（靜脈）來排出堆積的老舊廢物。研究人員認為：「睡眠之所以能夠恢復疲勞，或許是清醒時堆積的神經活動副產物，在睡眠時全數清除乾淨的緣故。」

研究團隊著眼於老鼠的腦部在睡眠時能量消耗量增為（清醒時的）10倍，猜測或許是除去腦部老舊廢物的系統在睡眠時活躍，腦部的能量消耗量才因而增加。

將腦脊髓液送至整個腦部需要大量的能量，只有在不需要處理太多資訊的睡眠期間，膠淋巴系統才得以發揮機能。腦部使用的能量有其界限，所以需要切換「清醒處理周遭訊息」與「睡眠進行清掃廢物」的狀態。

羅徹斯特大學（University of Rochester）醫療中心的梅肯・內德嘉（Maiken Nedergaard）醫師表示：「這就像是舉辦派對與收拾善後，我們不可能兩項同時進行。」我覺得這個比喻非常貼切。

腦部各細胞收縮時，掌管短期記憶的海馬迴也會跟著收縮。此時，海馬迴可能同時釋出老舊廢物與傳遞物質，向大腦皮質傳達資訊、強化記憶。

回歸正題吧。

回收腦部老舊廢物的腦脊髓液，主要是透過靜脈回流至心臟。此時，排除腦部老舊廢物的主要靜脈是「內頸靜脈」。這就是排除腦部老舊廢物的機制。

然而，**若這條重要的內頸靜脈因頸部僵硬受到壓迫，腦中的腦脊髓液循環變差，老舊廢物會一直阻滯，對腦細胞造成傷害。**

另外，如果腦脊髓液不能循環而淤滯，腦室本身可能因腦脊髓液受到壓迫而逐漸腫大，導致腦室旁邊的海馬迴萎縮，減損其功能。

「海馬迴」是掌管短期記憶的地方，一旦萎縮、溫度降低，會變得沒有辦

睡眠時，腦脊髓液會帶走
堆積於腦部的老舊廢物

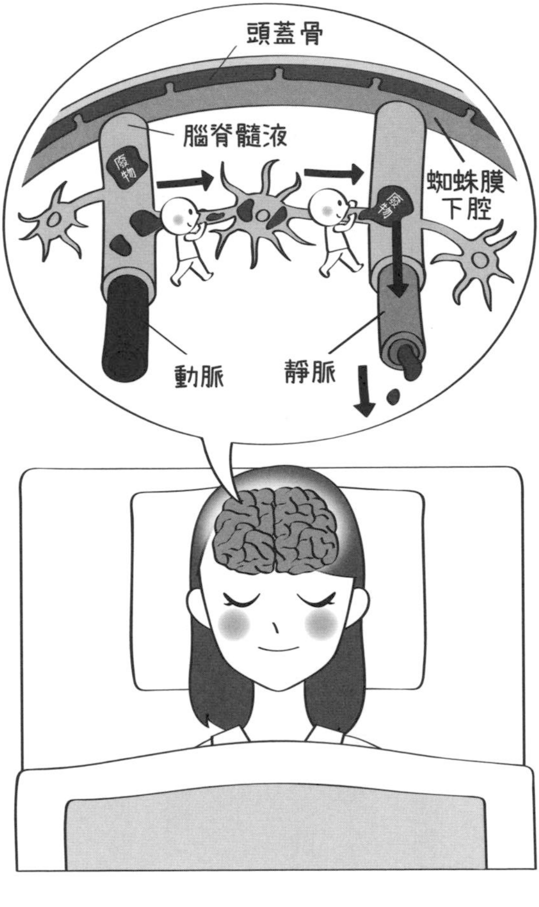

正常情況下，睡眠時，腦部老舊廢物會排入腦脊髓液中，由靜脈回流至心臟。如果腦脊髓液的循環發生阻滯，可能會對腦細胞造成傷害。

法想出「剛才」的記憶。這是阿茲海默型失智症的初期症狀。

海馬迴萎縮後，不久腦部全體也會跟著萎縮，逐漸惡化成失智症。

那麼，為什麼腦脊髓液的循環會變差呢？

原因就出在「頸部」。

我一直不斷思索為什麼腦部萎縮會造成阿茲海默症。如果將腦比喻為豆腐，就是為什麼豆腐會自己縮水。

即便詢問專業的醫師，他們也只回覆我：「因為是阿茲海默型失智症。」

不過，假設原因在頸椎歪曲、內頸靜脈阻滯，就能說得通了。**腦室製造的腦脊髓液淤積使得腦部內壓上升，腦因受到壓迫而逐漸萎縮。**雖然這僅是假說，但我個人是這麼認為的。

重點

睡眠時，腦脊髓液會循環帶走腦部的老舊廢物。

若因頸部僵硬造成腦脊髓液循環變差，可能引發阿茲海默型失智症。

腦脊髓液循環不良的原因

1

頸椎阻滯

如同第1章的說明，頸部是連結腦部與心臟的的重要部位。

頸部是由七塊「頸椎」骨頭堆疊而成，裡頭除了脊髓神經通過之外，在狹窄的空間還有將血液送至腦部的「椎動脈」、血液從腦部回流心臟的「椎靜脈」以及淋巴管通過。

脖子需要支撐約有5公斤重的成人頭部，本來就比較容易僵硬，**再加上現代人長時間的文書工作、低頭滑手機的姿勢，更容易對頸部造成負擔。長時間下來，支撐腦部的肩頸當然會發出悲鳴。**

頸部長期僵硬，頸椎會逐漸歪曲，導致腦脊髓液的流動變差，腦部的老舊廢物無法順利排出。

我稱這樣的現象為「頸椎阻滯」。

順便一提，**頸椎阻滯也可能影響精神狀態。**

腦部血流障礙導致腦部缺氧，出現疲憊無力等症狀，逐漸不想出門，陷入憂鬱狀態。雖然前往醫院就診能夠拿到抗憂鬱藥物，但比起服用藥物，捏脖子治好頸部僵硬後，就能改善憂鬱症，實際上已有許多憂鬱症、恐慌症等獲得改善的病例。

前來本院進行能量測定後，憂鬱症、恐慌症患者的右腦與前額葉，會發現血液循環障礙、功能下降的情況。

以右腦掌管感覺、感性、長期記憶等功能來看，知覺失調症、憂鬱症、失智症的患者，其發病原因可能與右腦的機能下降有關。

重點

長期頸部僵硬，腦脊髓液會沒辦法順利循環。

腦脊髓液循環不良的原因 2

夜晚的牙齒咬合

導致頸椎歪曲、頸部僵硬的另一個原因是「夜晚的牙齒咬合」。

「外觀」、「咬字發聲」、「細嚼慢嚥」等等，相對於白天所重視的「白天的咬合」，「夜晚的咬合」是指睡眠時的咬合。

其實，會對失智症造成重大影響的是夜晚的牙齒咬合。

那麼，為什麼夜晚的牙齒咬合會影響失智症呢？這跟睡眠時的「磨牙」有關。

說到磨牙，會聯想「嘎嘰嘎嘰」、「咯吱咯吱」等聲音吧，但實際大多是不發出聲音的「緊咬」。

「我不會磨牙，跟我沒有關係。」有些人可能這麼想，但周遭人不會注意到你有緊咬牙齒，也沒有自覺症狀。而且，其實大部分的人晚上都會緊咬牙齒。

尤其犬齒、門齒、小臼齒出現磨損的人，或者牙齦出現像腫瘤一樣「骨頭隆起」的人，絕對有緊咬牙齒的情況。

另外，**半夜起來如廁超過三次，也是緊咬牙齒的警訊。這可能是因為腦脊髓液的流動變差，腦部刻意催生尿意，使人立即起身。**立起上半身或者站立起來後，淤滯的腦脊髓液就會開始流動。最明顯的證據是，即便起床上廁所也尿不太出來。

睡眠時緊咬牙齒的強度，會是平常用餐時咀嚼力道的好幾倍。雖然時間長短因人而異，但持續緊咬的時間通常都很長。

此時，如果有夜晚的咬合問題，睡眠時頭部會後仰，形成不良的姿勢。

大部分的人會隨著年齡增長失去臼齒，變成上下門齒的大力撞擊，**造成第一、第二頸椎歪曲，睡覺時頭部後仰。**

這個姿勢會引起頸部僵硬、頸椎阻滯，使內頸靜脈的流動變差。因此，腦脊髓液的循環也跟著變差，腦部的老舊廢物無法順利排出。

持續多年後，頸椎整個會逐漸歪曲，使腦脊髓液的流動變得越差。

「臼齒健在」的人也不可大意。

夜晚咬合時，如果臼齒間的撞擊方式不佳，上下臼齒會喀喳一聲卡住不動。

用力緊咬卡住的臼齒時，我們會無意識地錯開下顎來分散力量，造成上下門齒大力撞擊，頭部變得容易後仰。另外，從側面對臼齒施予強大壓力，臼齒會無法承受力量，出現鬆脫的現象。

這樣的患者前往看診時，牙醫師會說：「這是牙周病。」你的臼齒就會被拔掉。

之後，剩餘的牙齒繼續相互碰撞，鬆脫後又被牙醫師拔掉，結果需要全口重建假牙。

門齒咬合問題頭部後仰，造成頸椎歪曲

～牙齒正確咬合與下顎的中心軸狀態～

以圖中●為中心活動下顎，能穩定頭部，對頸部的負擔也會減輕！

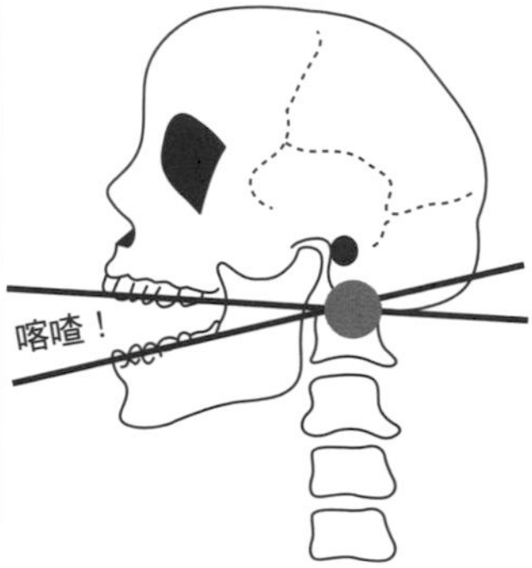

下顎是以左圖的●部分，以第一、第二頸椎為中心開闔。

～門齒緊咬、沒有臼齒的中心軸狀態～

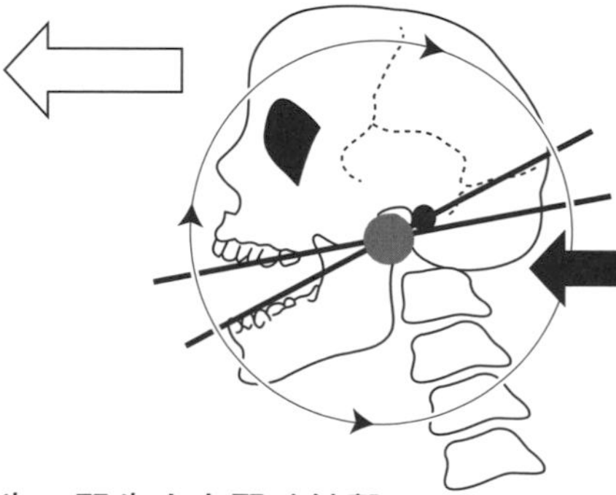

中心軸移至顳顎關節，第一、第二頸椎歪曲。

沒有臼齒、門齒大力緊咬撞擊後，頭會後仰並開始駝背，導致第一、第二頸椎歪曲。

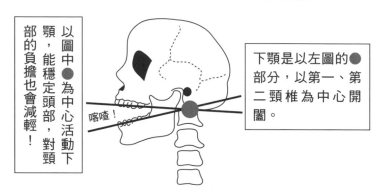

夜晚咬合出現問題，導致睡眠時頭部後仰

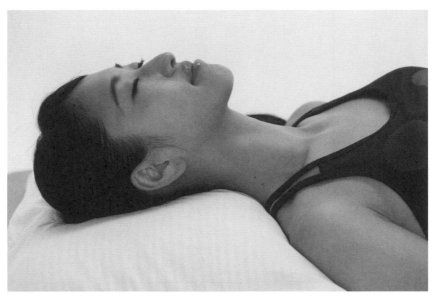

以頭部後仰的姿勢睡覺，會造成頸部僵硬、內頸靜脈的流動變差，腦脊髓液的循環也會跟著阻滯。

尤其正在治療蛀牙的人，需要特別注意。

健保治療齲齒使用的補牙材料「銀粉」其實是鈀合金，這種材質非常堅硬。若是原生牙齒，即便夜晚咬合不佳，經過每天不斷飲食、講話，強力碰撞的地方會慢慢被磨掉，使咬合勉強變得比較好，但鈀合金太硬，不會被磨掉。

鈀合金假牙有時會使夜晚咬合變得更嚴重，下顎關節就容易出現問題。**鈀合金假牙造成顳顎關節症的病例不在少數。**假牙是長久使用的牙齒，不得不說醫療材質非常重要，建議選用陶瓷類的材質。

重　點

睡眠時，緊咬牙齒可能會導致失智症。

隨著年齡增長，腦脊髓液「污染」會造成大問題

隨著年齡增長，腦脊髓液的品質改變，也跟罹患失智症有關。

腦脊髓液原本應為中性到pH7．5的弱鹼性。鹼性的腦脊髓液含有較多的負離子，電力非常容易流動。腦部細胞是透過電力訊號交換資訊，所以腦脊髓液最好維持弱鹼性。

然而，隨著年齡增長，腦脊髓液會漸漸轉為酸性。另外，糖尿病、痛風、帶狀皰疹、癌症等慢性疾病患者，腦脊髓液也偏酸性。

如果腦脊髓液偏酸性，腦部的電力流動會變差，導致腦細胞的訊息傳遞出現障礙，最後便可能逐漸惡化為失智症。

我設立了一個假說：「阿茲海默症的原因物質β類澱粉蛋白形成，可能和腦脊髓液的污染、酸化有關。」

我是從「椎管狹窄症」的發生機制，獲得這項假說的想法。背骨裡頭有脊髓與髓液，如果髓液偏酸性，鈣會從骨頭中溶出，提供負離子以中和酸性。當鈣在骨頭上沉澱，就會形成椎管狹窄症，引起下肢麻痺、排尿障礙、坐骨神經痛等症狀。

同理，**如果腦脊髓液偏酸性，礦物質可能會從大腦跑出來，提供負離子以中和酸性，結果產生β類澱粉蛋白。**

如此，目前幾乎沒有腦科的專門醫師，注意到失智症與腦脊髓液的關係。我在本書中所討論失智症的預防、治療，都是建立在腦脊髓液是否正常循環的前提上。

但無奈的是，日本目前沒有檢查腦脊髓液循環的檢查儀器。

藉由看診過許多患者的經驗，我能夠自信地表示，失智症的發生原因之一，是源自於腦脊髓液的阻滯、污染。

重　點

腦脊髓液若偏酸性，會引起各種不適症狀。

緊咬牙齒可能是為了輔助心臟的幫浦作用

話說回來，我們為什麼會緊咬牙齒呢？

原因有很多種說法，但我推測緊咬牙齒是為了輔助心臟的幫浦作用。

睡眠時，心臟壓出血液的幫浦作用會減弱。此時，如果頸部僵硬，血液將無法送至腦部，引起腦部缺氧。

因為腦部缺氧了，所以才需藉用力緊咬牙齒，讓臉頰上的嚼肌收縮，促進血液、腦脊髓液的循環吧。

這跟小腿肚是同樣的機制。小腿肚被稱為第二心臟，藉由小腿肚的肌肉收縮，能促使離心臟較遠的下肢血液往上回流至心臟。肌肉中含有大量血管，所以只要讓肌肉收縮，自然就能促進血液循環。

似乎是在印證「緊咬牙齒＝幫浦假說」似的，我看過的患者當中，寒性體

質、容易感到壓力的人多半都有緊咬牙齒的問題。

體溫低、感受到壓力會使血管收縮，讓血液循環變差，所以晚上才需要緊咬牙齒，幫助血液、腦脊髓液循環。

上述關於失智症的隱性原因，可以歸納為以下兩點：

①隨著年齡增長失去臼齒後，會因睡眠時的緊咬牙齒，引起頭部後仰的現象。

頭部後仰會造成頸椎阻滯，讓腦脊髓液的循環變差，腦壓上升而壓迫海馬迴，導致記憶力降低。

②隨著年齡增長，腦脊髓液受到污染後，腦部的電力流動變差。

前面的內容或許會讓人覺得失智症防不勝防，但絕對沒有這回事。

只要遵守第3章解說的「夜晚」習慣，現在就可以開始降低失智症的罹患風險。

重 點

緊咬牙齒可能是為了輔助心臟的幫浦作用。

病例

3

「捏捏脖子」重新獲得健康！

暈眩、走路不穩、失眠、睡眠呼吸中止症，都是失智症的高危險群！

Y・K女士（71歲　沖繩縣　女性）

症狀

暈眩
顳顎關節症

大約十五年前，我開始為暈眩所擾，嚴重時還會暈到嘔吐，被緊急送進醫院。看過腦神經外科、耳鼻喉科、骨科等等，但醫師的診斷是「輕微的頸椎症。」也僅進行對症治療。

剛開始時大約每年出現一次暈眩，後來頻率逐漸提高變成三個月出現一次，進醫院打點滴也未獲得改善，讓我感到不安。

就在這個時候，我從報紙上得知宮城醫師的事蹟，前往參加醫師的演講。演講主題是顳顎關節症。演講後，我與醫師聊了一下自己的症狀，醫師表示：「妳下面的牙齒缺少好幾顆，造成睡覺時咬合不佳，形成顳顎關節症。請找個時間來我的診所。」

我心想死馬當活馬醫，便前往醫師的診所接受治療。戴上旺旺牙套三、四天後，我覺得咬合變得比較好。原本左邊臼齒一直搖晃的，還想著「之後必須把它拔掉」，不知不覺中就不再搖晃了。

其實，我以前對自己的牙齒很有自信，國中時還因健康的牙齒接受表揚，以「牙齒女王」之名登上報紙版面。即便年過七十，牙齒還留有28顆，所以聽到自己「夜晚咬合」不佳時，我感到相當意外。

現在也每個月前往診所一次，讓醫師緩解頸部後，整個人舒服多了。我自己也會捏脖子，以前摸起來僵硬的頸部，最近開始覺得變柔軟多了。除了睡覺的時候，我在用電腦時也會戴上戴上旺旺牙套。

以前，我總擔心暈眩症狀會給別人添麻煩，對旅行也敬而遠之，但去年我已經能帶著牙套前往九洲的湯布院町遊玩了。

暈眩帶來的痛苦，只有當事人才會了解。

多虧宮城醫師的治療，我才能夠脫離暈眩之苦，真的很感謝。

旺旺醫師的解說

暈眩、走路不穩大多是因為耳朵半規管的淋巴液（腦脊髓液）內壓上升，而內壓上升的原因，是牙齒咬合不正造成的顳顎關節症。換句話說，顳顎關節症導致的夜晚緊咬牙齒、頭部後仰，會引起腦脊髓液循環障礙。腦脊髓液的循環變差後，半規管的內壓會上升，出現暈眩、走路不穩、梅尼爾氏症（Meniere's Disease）等症狀，同時也會引發失眠症、失智症。

病例

4

「捏捏脖子」重新獲得健康！

捏捏脖子改善睡眠呼吸中止症、健忘

N・N女士（71歲　沖繩縣　女性）

症狀

睡眠呼吸中止症
健忘

大約從一年前開始，我經常發生明明記得對方的長相，卻想不起名字的情況。就算在路上遇見認識的人，也喊不出對方的名字，只能夠隨意地搭話。

同一時期，前往呼吸器官科（類似台灣的胸腔內科）檢查睡眠呼吸中止症後，醫師診斷：「可能是因為氧氣無法充分抵達腦部，才會出現健忘的症狀。」並為我製作了睡眠時穿戴的牙套。

正當我打算治療睡眠呼吸中止症，改善健忘的時候，朋友跟我分享宮城醫師的事蹟。「他是幫我治好睡眠呼吸中止症的醫師喔。」於是，我便下定決心前往宮城醫師的診所。

宮城醫師的治療，是從頸部、耳朵背側、頭部等肩膀上方的部位開始按摩。剛開始時，或許是肌肉過於僵硬的緣故，非常疼痛。但是，每週一次，持續十週後，身體就逐漸習慣了，他變得不那麼健忘。

我現在也繼續接受宮城醫師的治療，睡覺時要同時戴上呼吸器官科製作的牙套和宮城醫師製作的旺旺牙套。

已經有許多人在宮城醫師的診所治好睡眠呼吸中止症，我也打算持續治療到痊癒。

旺旺醫師的解說

許多睡眠呼吸中止症的病患後來演變成「失智症」，這可能是腦部缺氧、血液循環變差的緣故。戴上旺旺牙套、捏脖子、縮下顎睡覺後，打鼾的情況出現好轉，睡眠呼吸中止症也就容易獲得改善。同時，由於腦部血液、腦脊髓液循環變好，海馬迴功能下降造成的健忘也會獲得改善。

第 3 章

預防失智症，
養成「夜晚」好習慣

養成「夜晚」好習慣

①

泡澡前務必捏脖子

前面已經提過，腦脊髓液的循環變差是失智症的原因之一。預防失智症的夜晚習慣，重點應該放在改善腦脊髓液的循環。

第一個習慣是泡澡。

泡熱水暖和身體，有助於促進血液、腦脊髓液的循環。所以，建議不要淋浴草草了事，務必好好泡個熱水澡。

如果泡熱水澡有困難，也可選擇只泡腳喔！

不過，有一件事情絕對要在暖和身體之前做。

那就是頸部的開通工程，也就是捏脖子。

在沒有捏脖子、頸部仍舊僵硬的狀態下，長時間泡熱水澡會發生什麼事呢？

暖和身體後，血液循環會一下子變好，但因為頸部僵硬，原本應該流經頭部的血液可能逆流至心臟，引發心臟衰竭。

到底說來，泡熱水澡引起心臟衰竭的人，大多是因為血壓高，服用降血壓藥而導致血壓下降的緣故。

「我的血壓原約本在一八〇，服用這個藥物後會降到一三〇左右。」這樣一來泡澡前便已經處於低血壓的狀態了。

在這樣的狀態下，突然浸泡熱水會更加促進血液循環。

然而，由於頸部僵硬壓迫到內頸靜脈，原本應該從心臟送至腦部的血液，因頸部僵硬而產生強烈的逆流，結果反而使心臟衰竭的風險飆昇了。

在泡熱水澡之前，要先捏脖子改善血液循環。只要記得加上這個動作，一年就能幫助好幾萬人。

還有一個泡澡前需要注意的事項。

腳部抽筋、痙攣的人不可泡熱水澡。腳部抽筋或痙攣表示缺乏鎂等礦物質，是身體發出心臟變弱的危險警訊，鎂不足代表著鹽分不足。詳細說明請參見第4章。

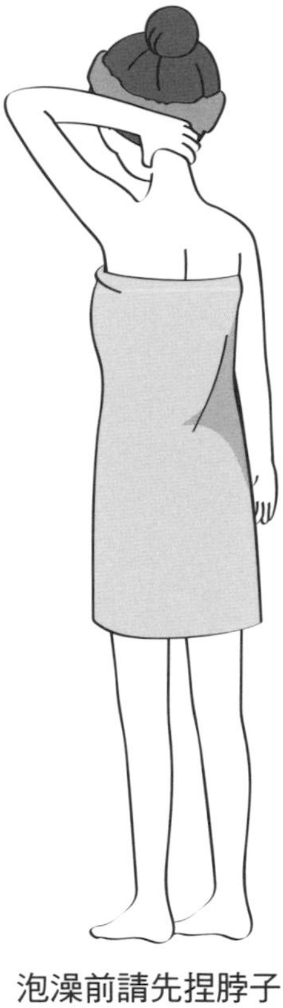

泡澡前請先捏脖子

暖和身體前先捏脖子，並非僅限於泡熱水澡而已。按摩肩膀、從事運動前，同樣也要先捏脖子。

其實，曾經有人因按摩肩膀造成流至腦部的血液過多，引起腦出血。在按摩之前，必須先捏脖子。

先要暢通讓血液流回心臟的內頸靜脈，再緩解肩膀肌肉，改善腦部的血

液、腦脊髓液循環。這才是正確的順序。

另外，慢跑、馬拉松中途心臟病發作或者蜘蛛膜下腔出血，多半與頸部僵硬有關。從心臟送至腦部的血流受到阻礙，結果血液逆流造成心臟病發作。汗水也加速鎂的流失，鎂不足會導致肌肉痙攣。

這樣的情況並不僅限於高齡者，40 歲以下的年輕世代也有可能發生，所以**從事運動前務必先捏脖子**。身體流汗後，適時補充鹽分也很重要。

重點

泡澡、運動、按摩肩膀前，要先捏脖子，改善血液循環。

養成「夜晚」好習慣

2

就寢時縮回下顎

如果覺得「這樣比較舒適」睡眠時頭部後仰，腦部的腦脊髓液會無法順利排出。

正確的姿勢是就寢時，將往上頂的下顎稍微收回來。

光是這樣做，腦部產生的腦脊髓液就能在睡眠時順利經由頸椎流回心臟，修正腦脊髓液循環的障礙。如同前述，腦部（腦室）每天會產生五百毫升的腦脊髓液。夜晚就寢期間，推測約會產生一百毫升。

另外，若下顎收回太多，喉嚨會因受壓迫產生不適感，所以稍微收回即可。

由於許多人已經發生頸部慢性僵硬、頸椎歪曲，建議可先捏脖子、伸展頸背，徹底緩解頸部肌肉。

就寢時縮回下顎感到不舒服或有異樣感，是頸部已經僵硬的證據。

此時需要戴上牙套來治療牙齒咬合。

我進行的「旺旺牙套療法」是使用獨自開發的牙套，讓門齒不碰撞，僅臼齒相互咬合。

戴上這個牙套後，臼齒能夠在晚上確實咬合，所以頭部不會後仰，能夠消除下顎的關節疲勞。

根據前陣子某電視節目的問卷

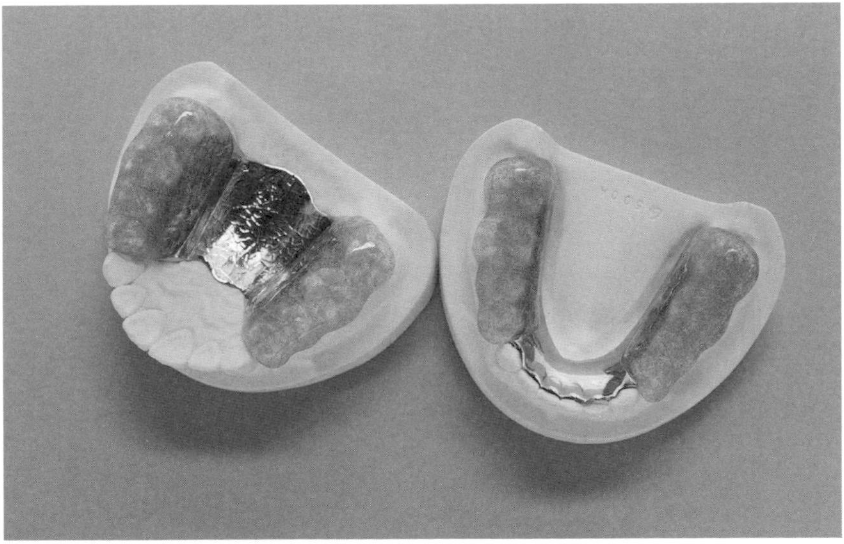

旺旺牙套。

調查，大多數日本人睡覺時習慣往右側睡。

這表示許多日本人皆有頸椎歪曲的問題。

已經歪曲的人，會因比較舒適而朝彎曲的方向就寢。習慣往右側睡的人請試著趴臥床上，臉往左側轉。如果跟往右側轉相比覺得有異樣感，或者沒辦法往左側轉，表示頸椎歪曲了。習慣往左側睡的人也一樣，趴臥床上、臉往右側轉覺得有異樣感，就是頸椎歪曲的證據。

這些人的腦脊髓液循環可能已經變差，成為失智症的高危險群。以整復師、整脊師的觀點來看，側睡根本是「荒謬離譜！」更糟糕的是睡在沙發上，全身的骨骼都會歪曲。

考量到身體的機能，睡覺時必須仰睡。

那麼，趴睡又如何呢？趴睡會讓頸部鬆弛、產生皺紋，尤其是注重美容的女性，建議不要趴睡。

捏脖子、伸展舒緩頸部，輔以按摩、整復等方式緩解肌肉，讓骨頭恢復原狀，同時練習以仰睡的姿勢就寢，讓自己能夠更加熟睡吧。

重　點

就寢前請先捏脖子、伸展舒緩頸部。
睡眠時採取仰睡姿勢，並稍微收回下顎。

養成「夜晚」好習慣

3

選對枕頭，預防頸椎歪曲！

就寢時仰睡卻沒有熟睡感、會打鼾，可能是枕頭不適合。

某些情況下只要將平常使用的枕頭裹上毛巾稍微墊高，就能收回下顎睡覺了。

重疊兩個枕頭，讓上半身稍微抬起的姿勢也ＯＫ。

就像是醫院電動病床自動調節的高度，這樣的姿勢能夠讓腦脊髓液循環變得順暢。

低反彈的枕頭過於柔軟，頭會陷進去而整個後仰，不推薦使用。即便如此仍舊鍾愛低反彈枕的人，建議在枕頭下面墊上浴巾或者包裹起來調整高度。

許多人都在使用僅支撐後頭部的枕頭，但卻容易有脖子懸空的問題。脖子懸空會造成頸部僵硬，容易使流往腦部的血液循環不佳。

因此，必須選用能夠確實支撐頸部與頭部的枕頭。

平時睡在適當的枕頭上，保持流往腦部的血流通暢，就能避免頸椎歪曲。

這可不是在開玩笑，「若是選錯枕頭，可能導致頸椎歪曲！」

為了回應患者們的請求，我的診所與丸八產品股份有限公司共同開發了防止頭部後仰的「旺旺枕頭」。

枕頭的外形為圓筒狀，使用時頭不會往後下沉，不會發生頭部後仰。另外，枕頭裡面填充塑膠微粒，細小的珠子能夠確實對應每個人不同的頭形，患者都說容易獲得熟睡。

失智症的患者過去大多買了好幾個枕頭。因為有睡眠障礙，才想藉著換枕頭找回熟睡的感覺吧。

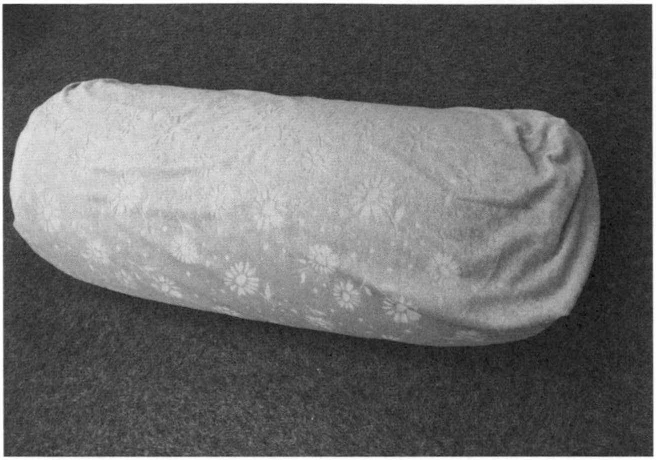

筆者自創的「旺旺枕頭」。圓筒型不易使頭部下沉，填充的塑膠微粒能夠對應每個人的頭形，容易進入熟睡。

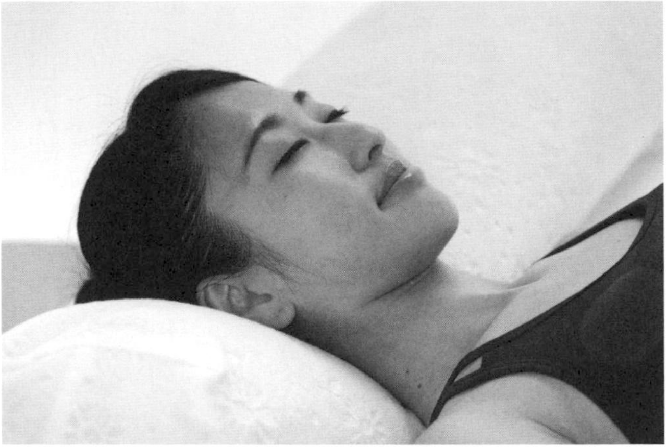

收下顎的姿勢，是能讓腦脊髓液循環順暢的理想睡姿。利用毛巾等稍微墊高枕頭的高度，確實支撐睡眠時的頸部與頭部。

然而，在買新枕頭的時候，如果頸部的狀態本來就不好，無論換什麼樣的枕頭都沒有辦法熟睡。

因此，在換新枕頭之前，得先捏脖子、伸展頸背，讓頸部恢復本來的狀態才行。

前往店面購買枕頭前，請先捏脖子，是選購適合自己枕頭的訣竅。

重點

適當的枕頭能夠促進腦部的血液和腦脊髓液循環。

養成「夜晚」好習慣

④

睡眠時「請戴上假牙」

有裝假牙的人，是不是有聽過牙醫師囑咐「睡眠時要拿掉假牙」呢？醫師會這樣教導，是考量到假牙戴一整天會對口內黏膜造成負擔，活動假牙的金屬鉤容易讓原生牙齒變得脆弱。

另外，假牙本身屬於異物，一直裝在口中容易滋生細菌。

的確，這些說法沒有錯誤。

然而，這些說法卻完全疏忽了「夜晚睡眠時會緊咬牙齒」的事實。

正確的做法是戴著假牙睡覺。

讓睡眠時也用臼齒咬合。再加上捏脖子緩解肌肉，墊高枕頭的高度，睡覺時縮下顎是非常重要的。這樣能夠確保腦脊髓液的循環，而且還更能夠熟睡。

能不能熟睡的關鍵在於，腦中產生的腦脊髓液循環與從頸部排出時是否順暢。

我在指導睡眠方式時，也會囑咐裝設全口假牙的患者：「請戴著假牙就寢。」

不過，部分假牙或小範圍假牙恐有誤吞堵住呼吸道的危險，請先諮詢過主治醫師再實行。

缺少臼齒會造成頭部後仰，這在前面「夜晚牙齒咬合」章節已經說明過。**最糟的是沒有左邊臼齒的人在睡覺時會用左邊咬合。**

為什麼是左邊咬合呢？這是因為連接腦部與心臟的粗大內頸靜脈位於左側，心臟也位於左側的緣故。

基於這些理由，人會無意識地用左邊咬合，以促進腦部與心臟的循環順暢。

為了保持假牙的清潔，白天請找時間脫下來，浸泡假牙洗淨劑30分鐘左右吧。

假牙洗淨劑具有殺死細菌、抑制黴菌繁殖的作用。請好好保養假牙。

重 點

缺少臼齒會造成頭部後仰。

白天花30分鐘洗淨假牙，保持清潔。

養成「夜晚」好習慣

5

半夜起來如廁超過三次的人，不妨做膀胱按摩

參照23頁的自我檢測，半夜起來如廁超過三次的人，有很高的可能性發生腦脊髓液的循環障礙。

就我來看，半夜起來一次還好，二次有點奇怪，三次表示頸椎已經歪曲，發生腦脊髓液的循環障礙了。

即便半夜起來如廁好幾次，尿量卻沒有白天的多，令人不禁埋怨「就這麼一點也要爬起來？」為什麼明明沒什麼尿液卻會醒來呢？**為了排出腦內堆積的腦脊髓液，腦會刻意喚醒身體。**這在前面也有提過，腦室24小時會產生約五百毫升的腦脊髓液，夜晚腦脊髓液的產量推測約為一百毫升左右。

另外還有一個半夜起來如廁的理由。

位於腦部的腦垂腺會分泌各種不同的荷爾蒙，其中包括「抗利尿激素」。抗利尿激素會在晚上分泌，避免催生尿意。健康的人分泌的抗利尿激素充足，不會半夜起來如廁。

然而，**腦脊髓循環不良的人，因為腦的功能下降，造成抗利尿激素分泌不足，因此會有起床如廁的情形。**

只要靠著捏脖子、使用適合的枕頭改善腦脊髓液的循環，半夜起來的次數就會減少，若再進一步暖和腹部，就更容易獲得深度睡眠。

另外，膀胱按摩也是有效的辦法。

按摩方法非常簡單，只要單手輕輕握拳，抵住下腹部畫圓就行了。

膀胱像一個肌肉組成的袋子，與其他部位的肌肉一樣，會隨著年齡增長逐漸萎縮。

像這樣按摩緩解，可幫助膀胱肌肉恢復柔軟性，讓尿液能夠充分儲存在裡頭。

重　點

半夜產生尿意，是腦部分泌的抗利尿激素不足。

可藉由捏脖子，改善「抗利尿激素」的分泌。

膀胱按摩也是有效的辦法。

恢復肌肉柔軟性的「膀胱按摩」

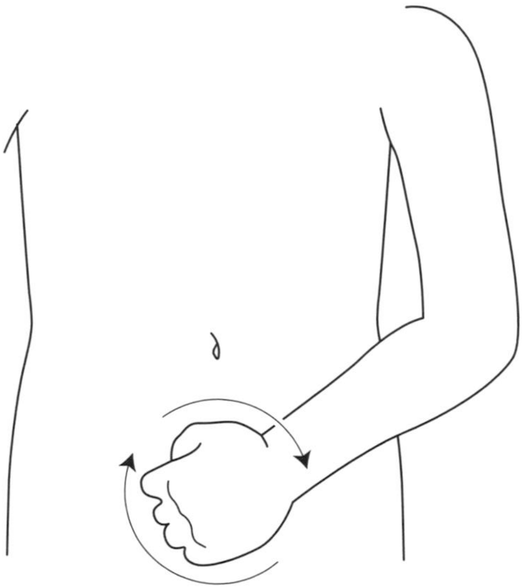

在肚臍下方至下腹部處，輕輕握拳按摩

養成「夜晚」好習慣

6

睡不著的時候，請善用健康食品

每個人的睡眠或多或少，都會隨著年齡增長出現問題。前來我的診所的病患，也會抱怨「睡一下就起來了」、「睡不太著」、「沒有熟睡感」等等。

遇到這樣的場合，善用助眠健康食品也不失為一種辦法。

比如「褪黑激素」，純的褪黑激素在日本國內屬於醫藥品，需要醫師的處方箋才能取得，但可以從海外進口相關的健康食品。

另外，沖繩的「萱草」（クワンソウ），又稱為「睡眠草」（眠り草），為什麼能幫助入睡？目前還沒有明確的答案，但沖繩的萱草茶、含萱草成分的健康食品廣受歡迎。

如果要請讓醫師開處方，比起安眠藥，我會建議選擇精神安定劑。

精神安定劑具有清潔血液的作用，能夠改善腦脊髓液的流動，有助於睡眠。而且，幾乎讓人感覺不到什麼副作用。

另外，病患經常詢問「理想的睡眠時間是多久？」因人而異。

深度睡眠，只需要四、五個小時；如果白天能夠有精神地活動，睡幾個小時都可以，答案眾說紛紜。

我贊同後者的意見，我本身的睡眠時間為六、七個小時。這是我感到最舒適的睡眠長度。

我認為，如果能夠整天健康地活動，那就是自己理想睡眠時長。尤其是年長者，有些人夜晚的睡眠時間較長，有些人睡眠時間短但會睡午覺，時長因人而異。只要晚上能夠不醒來，一次睡足五小時，那就是合格的睡眠。

不過，孩童還是要多睡一點。身體是在睡眠時長高的，睡眠時間長，才有助身體長得高。

昨晚有沒有睡好？可由早上起來的清醒情況來判斷。

明明早上才剛起床，卻仍感嗜睡、無力、疲勞，是不好的現象。因為半夜腦脊髓液的循環變差、打鼾而停止呼吸，使得睡眠變成惰眠。

證據就是白天時明明很想睡，但晚上卻睡不好。

對腦部來說，睡眠是不可欠缺的時間。

就失智症預防的觀點來看，改善睡眠是有效的辦法。

如果你也為睡眠感到煩惱，請遵守本章所闡述的內容，獲得優質的睡眠吧。

為此，也別忘了「捏脖子」。

重　點

可使用褪黑激素、含有萱草成分的健康食品改善睡眠。

清醒情況、白天嗜睡程度，可判斷睡眠的品質。

「捏捏脖子」重新獲得健康！

病例 5

隨著年紀增長，未破裂性腦動脈瘤變小了

Y・M女士（79歲　北海道　女性）

症狀

腦動脈瘤
打鼾
頭痛

距今大約十年前，醫師在我的腦部發現未破裂性動脈瘤，建議我動手術摘除。如果腫瘤破裂，會引起蜘蛛膜下腔出血，最糟糕的情況會危及性命，也有可能遺留嚴重的後遺症。我怎麼樣也沒有辦法下定決心接受手術，只好持續追蹤觀察，但腦動脈瘤卻逐年慢慢變大，讓我不知道該如何是好。

就在我苦惱不已時，朋友邀我一起去聽宮城醫師的演講。演講完後，有幸能跟宮城醫師直接交談，他告訴我：「動脈瘤是牙齒咬合不正和頸部僵硬造成的。改善腦部的血液循環，降低血管內壓，有機會讓腦動脈瘤慢慢縮小，甚至消失喔。」

我選擇相信宮城醫師的話，從北海道飛往沖繩拜訪宮城牙科診所，並決定接受治療。在治療過程中，醫師幫我緩解頸部，肩頸變得相當輕鬆。我也訂製了旺旺牙套。

除此之外，我也開始嘗試各種「促進血液循環」的做法，例如注意飲食。我在使用牙套數個月後，前往醫院追蹤觀察，醫師告知我動脈瘤的尺寸變小了。我想這應該是穿戴牙套、捏脖子，使睡眠時的血液循環變好，動脈瘤才得以改善吧。

最近，我也使用宮城醫師開發的枕頭（旺旺枕頭）。早上起床時口中不會乾燥，表示用嘴巴呼吸的情況獲得改善，打鼾也減少了。

那個時候有鼓起勇氣向醫師諮詢，真是太好了。

旺旺醫師的解說

初次見面的時候，病人的頸部非常僵硬，又有頭痛、腦動脈瘤的問題。我馬上就察覺她可能有生命危險，於是請她前來沖繩的診所治療牙齒咬合，指導怎麼捏脖子。結果，她的腦內血管內壓下降後，腦動脈瘤也跟著縮小了。

病例

6

「捏捏脖子」重新獲得健康！

帕金森氏症獲得改善，重新回到工作崗位

T・M女士（69歲　沖繩縣　女性）

症　狀
暈眩
走路不穩
肩膀僵硬
顳顎關節症
帕金森氏症

大約兩年前，我出現手抖等症狀，經醫師檢查後診斷為「帕金森氏症」。不久，我變得沒辦法順利行走，需要別人協助才勉強能夠步行。即便服用醫師開的安眠藥，每二十～三十分鐘就會醒來一次，白天也處於昏昏欲睡的狀態。原本我從事幼兒園園長的工作，也不得不請辭。

就在這個時候，女兒讀到宮城醫師的著書，帶我到醫師的診所看診。第一次診療的時候，醫師表示：「你以後會好起來喔。」這句話讓我鬆了一口氣。

剛開始戴宮城醫師的牙套（旺旺牙套）時會有異樣感，但不久後便習慣了，現在反倒是睡覺時不戴才覺得怪怪的。

起初，我每個禮拜去一次診所，後來逐漸減少為每個月去二次、每個月去一次，現在變成每兩個月去一次。每次看診會接受15～20分鐘頸部緩解等治療，在經過治療後，肩頸的疼痛消失，變得舒適輕鬆。

大約看診十次左右後，帕金森氏症的症狀有所改善，一年後手抖的情況也消失不見了。

多虧醫師為我緩解頸部肌肉，現在不需要服藥也能熟睡，實在教人高興。

我同時也在接受帕金森氏症的治療，但服用的藥量正在減少。變得能夠行走後，我再度重回工作崗位了！

宮城醫師表示：「妳可以試著健走。」所以我也努力讓自己到外面走一走。

我真的沒有料想到醫師竟然能夠治好我的帕金森氏症，過去我總是下不了決心去醫院，但現在會跟女兒開玩笑說：「早知如此，我就早點去看診了。」

旺旺醫師的解說

帕金森氏症的患者，可藉由治療咬合、指導飲食生活習慣、穿戴旺旺牙套治療顳顎關節症以及捏脖子，讓腦部血液、腦脊髓液循環獲得改善，有很大的機會治好手抖的情況。

第 4 章

遠離失智症的飲食生活

飲食生活會直接對血液造成影響

對於前來診所就診的患者，什麼樣的飲食生活會招來什麼樣的疾病，我持續記錄、總數超過兩萬人的飲食生活20年以上。

我也對其中的五千份檢體進行了血液分析。

抽血後，我會馬上用顯微鏡確認血液是清澈乾淨還是混濁黏稠，從混濁黏稠的血液中也可發現含有的廢物。我現在只要從患者身上得知飲食內容與血液狀態，就能推測哪個臟器已經出現問題，或者之後可能罹患哪種疾病。

然而，一般醫院的醫師是治療疾病的專家，疏於飲食、營養的相關知識，臨床營養學方面的事務會交給營養師。

一般醫院的醫師不會親自用顯微鏡觀察剛採血的血液，而是由負責的檢查技師在別處觀察採取一段時間的血液。

因此，**飲食生活對血液的直接影響有多大，許多醫師都沒有什麼概念。**為了能夠將疾病與營養聯結在一起，給予患者治療、預防上的建議，我也自己努力研究了一番。

血液分析也是其中的一環。

以前，某位罹患瓣膜性心臟病的女性，經由他人介紹來到我的診所。醫院的醫師診斷：「再不動手術會危及生命。」但她無論如何都不想要接受手術。

於是，我為她捏脖子，進行頸部的開通工程，並給予飲食生活上的建議。

結果，一個月後她恢復到不需接受手術的良好狀態。聽說醫院的醫師也大感震驚，問她「妳怎麼辦到的？」

其他，我還有幾位病患的腦動脈瘤消失或者變小了。

社會上的飲食、營養常識未必都是正確的。

被認為有助於維持健康、預防失智症的方法，對高齡者來說，可能反而會縮短壽命。

因此，我更希望各位讀者學習正確的知識。

重點

飲食生活可能讓人生病。

藉由捏脖子與重新審視飲食生活，改善生活習慣病。

重要的是不被社會上的飲食、營養常識所困惑，學習正確的知識。

膽固醇神話已經過時！
雞蛋是萬能的營養食品

有些人會擔心膽固醇過高而不吃雞蛋，但這是錯誤的觀念。

在我看診兩萬人以上的患者當中，沒有一個人因為吃雞蛋而膽固醇值上升。

其實，日本厚生勞動省（相當於台灣的衛生部）所發布的《日本人的飲食攝取基準（二〇一五年版）》中，已經沒有膽固醇建議攝取量了。這是因為現在已經知道，從食品攝取的膽固醇量不會直接反映到血中總膽固醇上。

當然，如果一天吃進十顆蛋，就另當別論。但是，僅吃進三、四顆蛋，膽固醇數值並不會上升。蛋裡頭除了有好的膽固醇與壞的膽固醇之外，也含有降低膽固醇數值的成分，所以應該說「膽固醇數值上升不了」才是正確的。

根據過往的統計數據，運動不足又攝取過多乳製品的人，才有膽固醇值容易上升的傾向。

仔細想想，由雞蛋會孵出小雞可知雞蛋為幹細胞，而幹細胞含有生命所需的全數營養素。另外，因為雞蛋含有全部必需的營養素，所以又被稱為「萬能營養食品」。

雞蛋尤其富含「膽鹼」的成分。膽鹼可作為腦內資訊傳遞物質乙醯膽鹼的材料。

有鑑於此，我會建議：**「不想罹患失智症的話，請每天食用兩～三顆雞蛋。」**對於失智症預防來說，雞蛋是必需的要素。

不過，問題就在於怎麼食用。

全熟、半熟、生雞蛋，選擇哪種比較好？

我推薦半熟雞蛋。

全熟雞蛋建議盡量避免，因為加熱到一百度會讓蛋白質變性。

另外，如果選擇生食，請選購價格較高的優質雞蛋，比如「高碘蛋」等單價較高的高級雞蛋。雞蛋果然也是一分錢一分貨。

相反地，超市販售的便宜雞蛋就得注意了。

高級雞蛋與便宜雞蛋決定性的差異在於飼料，餵食雞隻好的飼料，產下的雞蛋當然優質。

日本有專用於生食的雞蛋，但在其他國家，則不建議生吃雞蛋。

還有一個選購雞蛋時需要注意的地方。

不少人會覺得「雞蛋愈大顆愈划算」，但產下大顆雞蛋的其實是年紀較大的雞隻。

年輕雞隻產下的雞蛋比較小，但就營養素的觀點來看，小顆雞蛋的營養卻較為豐富。

重點

雞蛋是幹細胞，含有多數的必需營養素。
吃雞蛋不會讓膽固醇值上升。
不想罹患失智，請每天要食用兩、三顆雞蛋。
如果想要保留雞蛋的營養素，建議食用半熟雞蛋。

膽固醇的建議攝取量變化

《日本人的飲食攝取基準》

由厚生勞動大臣頒布的熱量以及營養素攝取基準，每五年修訂一次。

2010年版

膽固醇的建議攝取量

每日　男性低於750毫克
　　　女性低於600毫克

⇨

2015年版

膽固醇的建議攝取量

男女皆未設立標準

拿掉建議攝取量的理由

目前已知，小體肝臟會根據外部的補給量調節體內的膽固醇合成，讓膽固醇量保持一定的數值。

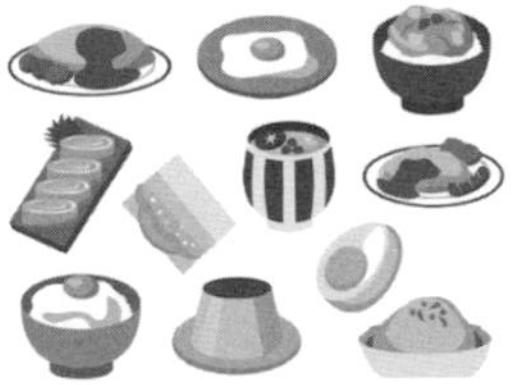

與雞蛋攝取量無關聯的疾病

- 動脈硬化
- 缺血性心臟病
- 腦中風
- 冠狀動脈心臟病

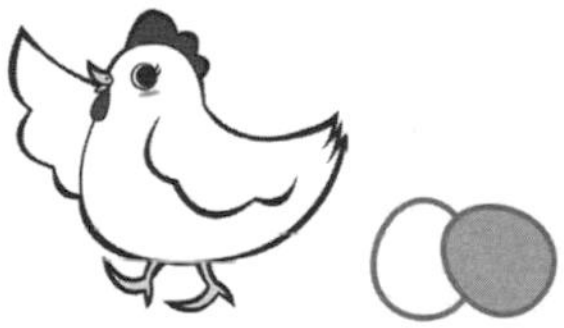

肉是生命的活動根源
胺基酸的重要補給源

「不吃肉才健康！」以前曾經流行過這股風潮。

然而實際上，超過70歲且「最喜歡吃肉」的人，身體狀況反而比較好。因為這些人的身體會分泌較多分解肉類蛋白質的酵素，胃部大多都很健康。

蛋白質被分解後會變成「胺基酸」。胺基酸會隨著年齡增長，變得愈發重要。

下面就來說明理由吧。

蛋白質除了建構肌肉、皮膚、骨骼、毛髮、器官之外，也會形成營養、血液、各種酵素與荷爾蒙，形成抗體，守護身體，與各種生命活動皆有關聯。

而作為蛋白質原料的有二十種胺基酸。

僅靠這二十種胺基酸，就構成了約十萬種的蛋白質。

這些胺基酸大致分為人體無法合成的「必需胺基酸」，與人體可以合成的「非必需胺基酸」。

必需胺基酸得從每天的飲食中獲得，而非必需胺基酸的產量會隨著年齡增長而減少。

換句話說，**高齡者必須積極攝取胺基酸，應該要多食用蛋白質＝肉類（肌肉、豬肉、牛肉）**。

作為蛋白質的補給源，也可選擇食用魚肉。

不過，我認為不應該全面否定吃肉這件事。

雖然應該避免勉強吃肉，但如果完全不攝取肉類，體溫會下降，降低胃酸、消化酵素的分泌。因此，我會建議吃點肉類來改善低體溫。

重點

肉類是胺基酸的優質補給源。

高齡者應該在不勉強自己的前提下多吃一些肉類。

構成人體的20種胺基酸

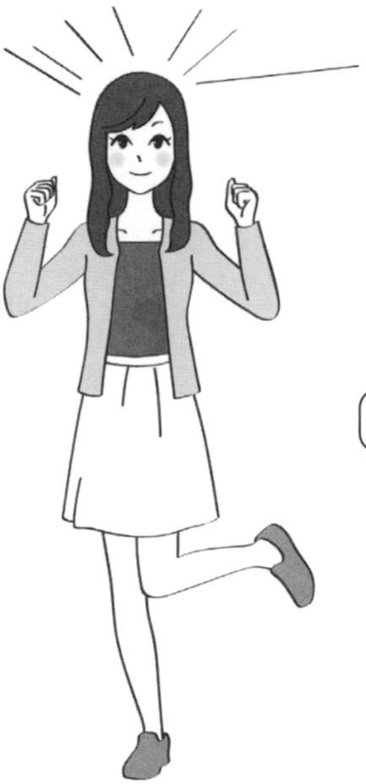

必需胺基酸　人體無法合成

- 異白胺酸（isoleucine）
- 白胺酸（leucine）
- 甲硫胺酸（methionine）
- 色胺酸（tryptophan）
- 離胺酸（lysine）
- 纈胺酸（valine）
- 組胺酸（histidine）
- 蘇胺酸（threonine）
- 苯丙胺酸（phenylalanine）

非必需胺基酸　人體能夠合成

- 天冬醯胺酸（asparagine）
- 天冬胺酸（aspartic acid）
- 丙胺酸（alanine）
- 精胺酸（arginine）
- 甘胺酸（glycine）
- 麩醯胺酸（glutamine）
- 麩胺酸（glutamic acid）
- 半胱胺酸（cysteine）
- 酪胺酸（tyrosine）
- 絲胺酸（serine）
- 脯胺酸（proline）

目前在自然界已發現500多種胺基酸，但只有20種胺基酸能夠構成我們身體約10萬種的蛋白質。其中9種是人體無法或者難以合成，必須藉由飲食攝取的「必需胺基酸」，另11種是人體能夠合成的「非必需胺基酸」。肉、魚、穀類等所含的蛋白質，會被分解成這20種胺基酸，在我們體內重新組成蛋白質，變成建構身體的材料。

牛肉的主要營養素

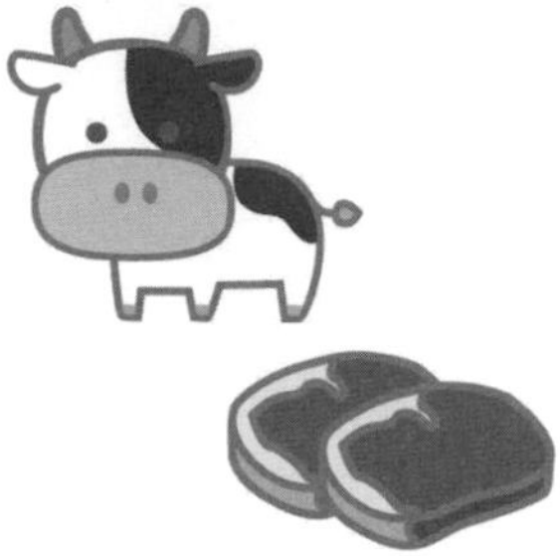

牛肉（和牛後腰脊肉100g）
蛋白質……19.1g
脂肪……15g
鉀……340mg
鎂……22mg
磷……180mg
鐵……2.5mg
鋅……4.2mg
菸鹼酸……4.3mg
葉酸……8μg
熱量……223kcal

牛肉蛋白質的胺基酸組成與人類的肌肉相仿，具有容易消化、吸收的特性，且富含穀類少有的必需胺基酸離胺酸。
牛肉富含的鐵被稱為「血基質鐵（heme iron）」，其吸收率優於植物性食品的「非血基質鐵（non-heme iron）」好幾倍。牛肉也含有許多鋅，有助於促進成長、保持味覺正常。

豬肉的主要營養素

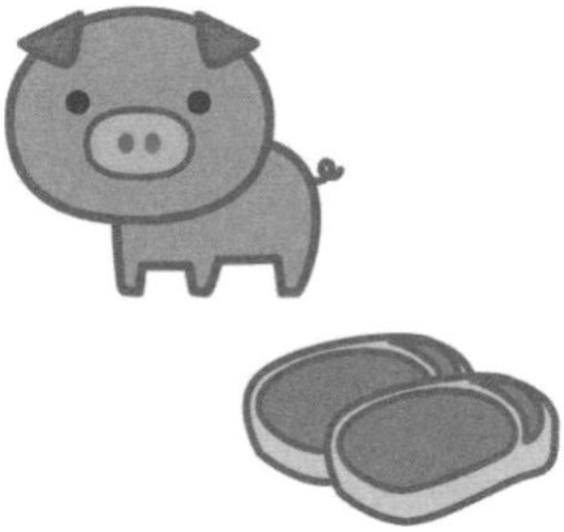

豬肉（大型種帶脂肩里肌肉100g）
蛋白質……17.1g
脂肪……19.2g
鉀……300mg
鎂……18mg
磷……160mg
鋅……2.7mg
維生素B_1……0.63mg
維生素B_2……0.23mg
維生素B_6……0.28mg
菸鹼酸……3.6mg
葉酸……2μg
熱量……253kcal

豬肉富含維生素B_1，其含量為牛肉、雞肉的數倍之多。維生素B_1會在醣類轉為熱量時發揮作用，所以又被稱為「疲勞恢復的維生素」。另外，維生素B1也是分解酒精時的必要營養素。

雞肉的主要營養素

雞肉（帶皮嫩雞腿100g）
蛋白質……16.6g
脂肪……14.2g
鉀……290mg
鎂……21mg
磷……170mg
鋅……1.6mg
視黃醇（retinol）……40μg
維生素B_2……0.15mg
維生素B_6……0.25mg
葉酸……13μg
熱量……204kcal

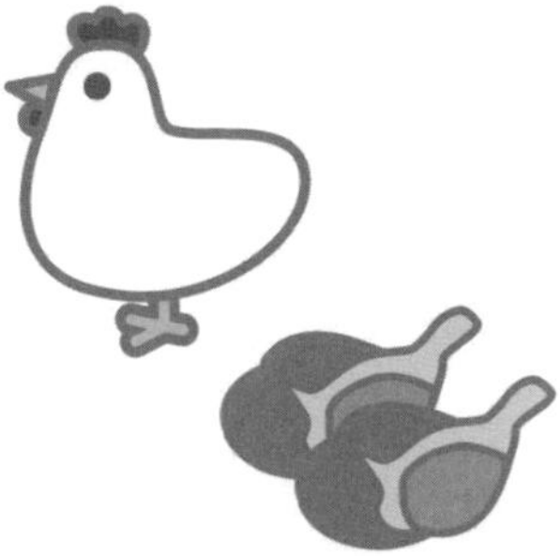

雞肉去皮後，肉本身幾乎不帶脂肪。尤其是雞胸肉，在食用肉中是數一數二的高蛋白低脂肪食品。雞翅、帶骨雞腿肉等，骨頭周圍的部位富含膠原蛋白，可作為皮膚、毛髮、指甲的材料。

（參考／日本文部科學省「食品成分資料庫」）

鹽可補充礦物質，維持心臟機能

舔汗水會感到鹹味，我們的身體其實含有比想像中還要多的鹽分。

體內的鹽分是以氯離子與鈉離子的狀態存在，在人體內扮演非常重要的角色。

其中一項功能，就是幫助食物的消化與吸收。**體內的氯離子會成為胃酸的材料，在胃中消化食物、殺菌。**鈉離子會影響小腸吸收從食物得到的養分。

另外，鹽分也具有保持細胞機能的功能。我們的身體約由三十七兆多個細胞所構成，這些細胞被「細胞外液」的液體包覆著。鈉離子富含於細胞外液，用以維持細胞內外的濃度平衡，以便細胞正常運作。

除此之外，**鈉離子也會作用於神經細胞，將刺激傳至腦部，協助腦部對肌肉下達指令。**

如同上述，雖然鹽是人體不可欠缺的物質，但在「高血壓是因為鹽分攝取過量」的洗禮灌輸之下，現在全國仍舊盛行著減鹽風潮。然而，高血壓患者卻沒有減少，**還有研究結果指出，其實高血壓與鹽分的攝取沒有關係。**盲目減少攝取鹽分也沒有意義，甚至可能危害身體。

其中最為嚴重的是心肌梗塞。

減少攝取鹽分會讓腳抽筋。

食鹽含有鎂，鎂具有放鬆血管、肌肉的作用。

減鹽會導致鎂攝取不足，造成肌肉痙攣、腳部抽筋。

腳部抽筋是嚴重的警訊，警告接著可能會「心肌梗塞」。

為什麼呢？因為心臟也是由肌肉構成，極有可能因為缺鎂發生痙攣。

其實，我看診的患者當中，有三成曾經出現心肌梗塞的人表示：「在發作之前，腳會先抽筋。」明明是為了預防高血壓、減少對心臟的負擔而刻意減少鹽分，卻招來相反的結果。

另外，有位太太因先生高血壓、糖尿病需要極端減少攝取鹽分，而跟著過上減鹽生活，結果因缺鎂引起心肌梗塞。最後是用ＡＥＤ幸運保住一命。

雖說應該要攝取鹽分，但不是什麼樣的鹽都可以。

我推薦天然的海鹽。除了鎂之外，海鹽還富含人體必需的礦物質。鹽含有的礦物質在體內的吸收性非常好。沖繩的海鹽是使用沖繩的海水製成，品質優良，非常推薦給各位讀者。

而應該避免攝取的是氯化鈉鹽。氯化鈉鹽價格便宜，但不含鎂等重要的礦物質。若攝取過多的氯化鈉，為了稀釋鈉的濃度，身體的水分會滲入血液中，造成血管膨脹浮腫。血管內壓上升，血壓也會跟著升高。

想要活得健康長壽，正確的做法不是「減鹽」，而是「確實攝取好鹽」。

控制鹽分而經常腳抽筋的人，千萬要小心注意。

「鹽是生命之源」。

重　點

研究顯示，高血壓與鹽分攝取沒有直接關係。

減鹽會發生腿部肌肉抽筋，也可能提高心肌梗塞的風險。

選購礦物質豐富的天然海鹽。

體內的鹽分含

成人的體內鹽分含量為體重的0.3%～0.4%，體重60公斤成人的體內鹽分會是200公克。而兒童約為體重的0.2%。
另外，1公升的血液約溶有9公克的鹽，骨頭也含有鹽分，當血液中的鹽分不足時，會從骨頭中溶出來補充。

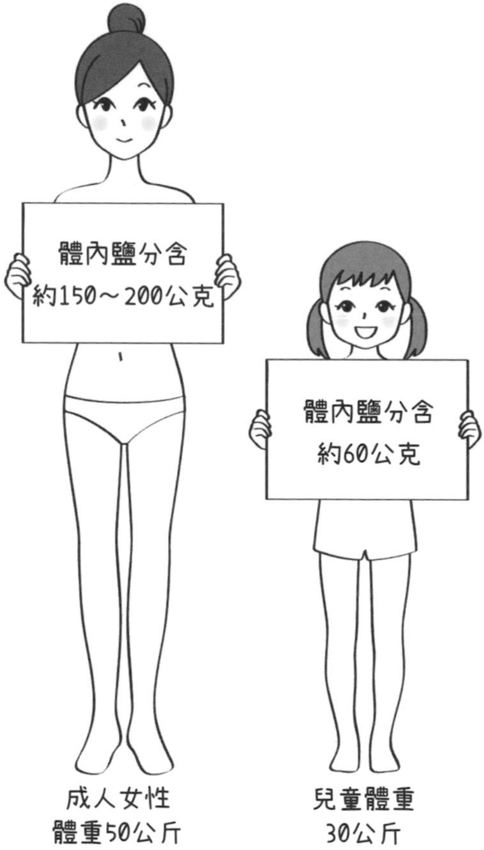

缺乏鹽分會引起的症狀

脫水症狀（口渴、頭痛、感到噁心等等）、倦怠感、無力感

烹調可用橄欖油，但建議換成椰子油

油跟鹽的情況相似，傾向被認為是「應該減少攝取的東西」。

然而，人體是由水、油（脂肪）與蛋白質所構成，尤其是腦部組織，超過60％是由脂肪構成的。

另外，對血管來說，油脂也是很重要的物質。如果缺乏油脂，血管內壁的潤滑度會降低，變得容易受傷。為了堵住形成的傷口，血液會形成血栓。而若是血栓塞住腦部血管，會造成腦功能不全而引發失智症。

因此，重要的是適量攝取「好油」。關於「好油」的定義，會在後面說明。

用顯微鏡分析失智症患者的血液，會發現相較於一般人，他們血液中的血栓比較多。換句話說，他們可能是過於節制油脂，讓血管壁變得容易受傷，形成比較多的血栓，多餘的血栓塞住微血管末梢而對腦造成影響。攝取好油能夠減少血栓形成，讓血流變得順暢，預防失智症的發生。

一起來複習油的基本知識吧。

油脂的脂肪酸分為「飽和脂肪酸」與「不飽和脂肪酸」兩種。不飽和脂肪酸是在常溫下為液體的油；飽和脂肪酸是在常溫下為固體的油。另外，不飽和脂肪酸容易氧化；飽和脂肪酸不容易氧化。

不飽和脂肪酸依化學結構的不同分為「Omega3、Omega6、Omega9」三種。其中，Omega3、Omega6因人體無法自行合成，所以又被稱為「必需脂肪酸」。

Omega3脂肪酸會用在腦內突觸等與神經傳遞有關的場所，如果不想要失智症找上門，務必攝取這類脂肪酸。

另外，它具有除去自由基的作用，也可作為腎上腺皮質類固醇的材料，抑

脂肪酸（油脂）的種類

脂肪酸是由碳、氫、氧三種原子所構成，根據碳數、碳鍵的不同，分成各種不同的種類。

不飽和脂肪酸

特徵

- 常溫下為液體
- 多為植物性油脂
- 結構中含有碳雙鍵

飽和脂肪酸

特徵

- 大部分在常溫下為固體
- 多為動物性油脂
- 結構中沒有碳雙鍵

主要油脂

動物性的奶油或起司、棕櫚油、椰子油等

多元不飽和脂肪酸

特徵

- 體內無法合成
- 結構中含有兩個以上碳雙鍵

單元不飽和脂肪酸

特徵

- 體內能夠合成
- 結構中僅有一個碳雙鍵

Omega 3脂肪酸

- α－亞麻酸
- EPA
- DHA

主要油脂

紫蘇油、亞麻仁油

Omega 6脂肪酸

- 亞麻酸
- γ－亞麻酸

主要油脂

玉米油、大豆油、棉籽油

Omega 9脂肪酸

- 油酸
- 棕櫚油酸

主要油脂

橄欖油、紅花油、菜籽油

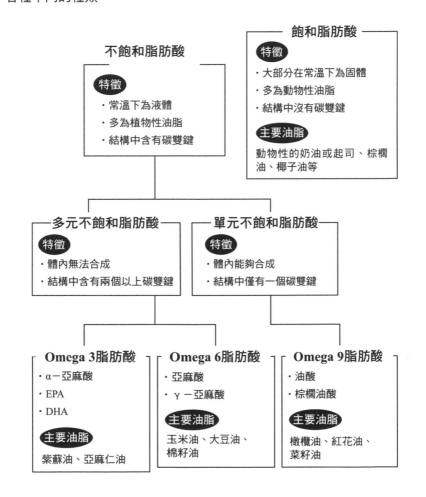

制發炎症狀。

Ｏｍｅｇａ３脂肪酸有ＤＨＡ、ＥＰＡ，富含於鮪魚、鰤魚、鯖魚等青魚，以及亞麻仁油、菜籽油等油品。

作為失智症預防的必需品「ＤＨＡ」，我推薦挪威產的鱈魚肝油、蔓越莓籽、石榴籽等抽取的Ｏｍｅｇａ脂肪酸健康食品。

ＤＨＡ對眼睛來說也是重要的成分，想要維護隨著年紀衰弱的眼睛與腦，我非常非常推薦補充ＤＨＡ。

Ｏｍｅｇａ３油脂極為不耐熱，烹調加熱後馬上就會氧化，建議服用健康食品或將油淋在沙拉上攝取。

另外，攝取量太少會沒有效果。服用健康食品兩、三粒太少，可以一天兩大匙的分量為攝取基準。

Ｏｍｅｇａ６的代表脂肪酸為亞麻酸，富含於沙拉油、煎炸油等身邊常見的油品。雖然是必需脂肪酸，但要注意它容易氧化以及現代日本飲食生活容易攝取過多。

Omega9脂肪酸即為油酸，含於橄欖油等油品。經常聽聞「橄欖油不易氧化，可於加熱烹調時使用」，但它是不飽和脂肪酸，多多少少還是會氧化。

因此，作為烹調用油，我會推薦富含飽和脂肪酸的「椰子油」。

在攝取油脂時，最重要的是食用未氧化的油。我會定義「好油＝未氧化油」、「壞油＝氧化油」。

攝取氧化油會使血液中名為「斑塊（plaques）」的廢物增加，阻礙血液流動，可能造成動脈硬化，引起心肌梗塞、腦中風等重大疾病。

攝取氧化油會產生不好的影響，這情況並非僅限於大人。頻繁食用大多用氧化油的超市熟食、蒸煮袋、速食等食品的孩童，也可能會出現斑塊增加，引發貧血等症狀。

而椰子油即便加熱也幾乎不會氧化，所以我推薦給患者們，自己的家裡也會使用。

除了用於煎炒、油炸之外，椰子油也可摻入飲料當中。

另外，對於「不喜歡椰子油味道」的人，市面上也有去味椰子油，不妨選購這類沒有椰子氣味的油品。

不過，有一種說法是「飽和脂肪酸在體內容易固化，導致中性脂肪值、膽固醇值上升，若血液中含有太多飽和脂肪酸，會造成動脈硬化」。

當然，攝取過多容易讓膽固醇值上升，所以椰子油也要適量攝取才行。

在了解前面的內容後，**這邊想要說明，構成人體的油其實是飽和脂肪酸。我們的肌膚也是由飽和脂肪酸構成的，所以不會氧化。**

雖然因可自行合成而被稱為「非必需脂肪酸」，但不表示身體不需要。相反地，正因為對人體來說非常重要，身體才得能夠自行合成。飽和脂肪酸不足的話，最先受到傷害的會是腦部。

身體能夠充分合成飽和脂肪酸，而不能自己準備的脂肪酸，則需要由外部來補充，所以才稱之為「必需脂肪酸」。

無論是胺基酸還是脂肪酸，我們容易拘泥於「必需」的物質，但我們也或許需要培養新的視點，更加重視人可自行在體內合成的物質。

接著要說明應該避免的油。

用於餅乾點心、速食餐點的代表性油稱為「酥油（shortening）」，這是對人體非常糟糕的油品。

酥油因難以分解，會阻塞血管、淋巴管而造成動脈硬化。

另外，在日本購買冰淇淋的時候，請確認一下成分標示。標有「lacto ice」的冰淇淋雖然價位便宜，但這其實是將品質不好的油乳化後製成的。[2]

2　日本冰淇淋協會將含有奶的冰淇淋分為三種，ice cream（奶油冰淇淋）：乳固形物15％以上、乳脂8％以上；ice milk（牛奶冰淇淋）：乳固形物10％以上、乳脂3％以上；lacto ice（乳糖冰淇淋）：乳固形物3％以上，須添加植物油。

標有「ice cream」的冰品一般沒有使用那麼糟糕的油，但價格相對比較高。

「ice milk」是介於兩者之間的冰品，但要選的話還是選「ice cream」吧！

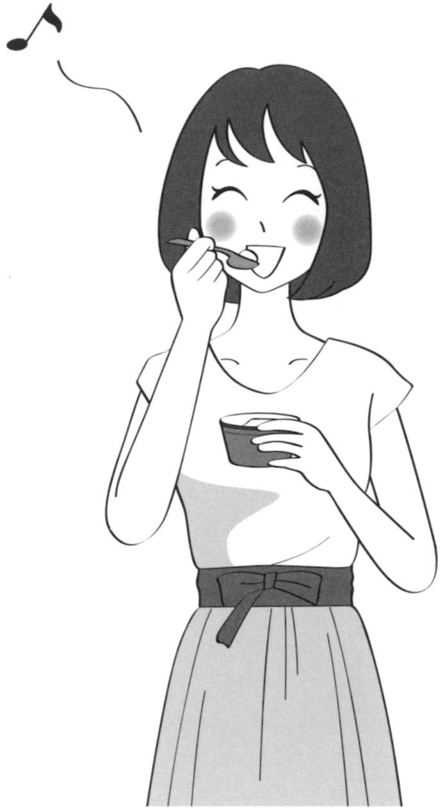

選購標有「ice cream」的冰品

重　點

不是盲目減少油脂，而是攝取DHA等好油。

「好油=未氧化油」，建議食用椰子油。

「酥油」會造成動脈硬化，應盡量避免攝取。

將偏酸性的腦脊髓液調節至中性

不知為何，隨著年紀增長很多人都會變得喜歡喝茶。

其中的緣由很簡單，因為喝茶能夠讓腦部清醒。

比方說，有些人早上起床後會習慣喝杯咖啡提神。

咖啡中的咖啡因具有覺醒作用，但提神其實跟咖啡插入電極容易導電有關。

電力在純水中不怎麼流動，但咖啡中的多樣成分可讓電力順利流動。在咖啡因發揮效果之前，腦部就會因通電作用而清醒過來。

喝茶也會發生跟咖啡類似的現象。

隨著年紀增長，腦部的電力流動會變差，因而變得想喝容易促進電力流動的茶。

然而，茶、咖啡為酸性物質，會讓原本應為弱鹼至中性的腦脊髓液偏酸性。

因此，補充水分時，建議飲用開水。

常可聽聞失智症的患者「不怎麼喝水」。這邊不會勉強要求整天喝水，但年長者應該每天最少飲用一公升的水。

作為讓偏酸性的腦脊髓液恢復的密技，我會服用氫元素（水素水）健康食品。

氫元素健康食品為鹼性，能夠中和腦脊髓液的酸性狀態。

飲用氫水、鹼性離子水也是不錯的選擇。

氫元素健康食品、氫水、鹼性離子水講究飲用的時機。

基本上，要在空腹的時候飲用。

餐後胃部會分泌胃酸，氫元素健康食品會被中和，容易發生消化不良的情況，這樣一來可能就會失去服用的意義。

最佳的時機是剛起床時與就寢前。

讓腦脊髓液接近中性狀態，是失智症預防的重點之一。為此，我們需要服用水、氫元素健康食品。

外出時習慣購買一瓶飲料的人，腦脊髓液可能已經相當偏酸性。

從今天開始購買喝飲料，選購瓶裝水代替茶飲吧。

重點

想要保持腦脊髓液的中性狀態，喝水比喝茶更好。

為了讓偏酸性的腦脊髓液恢復，可服用氫元素健康食品。

體內的水分含量

我們的身體含有比想像還要多的水，胎兒體內的水分約為體重的90%，新生兒約為75%、孩童約為70%、成人為60～65%、高齡者為50～55%。水分的比例會隨著成長減少，這是因為身體脂肪比重增加。脂肪愈多，水分的比例愈少。就成人的水分含量來看，女性的水分含量比例比較低，這是女性體內的脂肪通常多於男性的緣故。邁入高齡後，水分含量會變得更少，這是老化現象造成細胞內的水分含量降低。

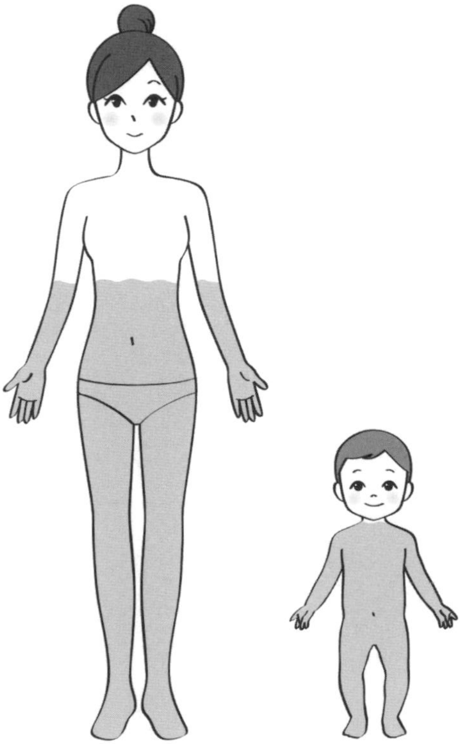

人體天生不適合攝取酒精

經常聽聞「酒為百藥之長」，適量的酒具有增進食慾、緩和壓力、促進血液循環等有益的效果。

然而，我認為，人類基本上不是能夠飲酒的動物。

原始時代沒有清酒、啤酒或泡盛酒（蒸餾酒），對於這些中途登場的酒品，人體還沒辦法完全應付。

於是，身體只好強硬地讓肝臟來解酒。

除了身體沒辦法應付之外，喝酒還有一項壞處。

那就是腦脊髓液會受到污染。

腦脊髓液是由血液製造出來，攝取酸性的酒精後，腦脊髓液也會受酒精的

影響酸化。

如同第2章的敘述，腦脊髓液酸化後，腦部的電力流動會變差。

因此，「如果不想罹患失智症，酒還是少碰為妙。」

雖說如此，若滴酒不沾，人生又有什麼樂趣可言呢？所以，我會建議每個禮拜喝一、兩次就好，但絕對不能每天都喝酒！

不過，每天從事會流汗的運動（慢跑等），肝臟的解毒力會比較高。想要喝酒的人，建議每天從事一定強度的運動。

重　點

酒精會使腦脊髓液酸化。如果想要喝酒，建議每個禮拜一、兩次且嚴守適量的原則，或者每天從事一定強度的運動。

一單位的酒（純酒精20公克）相當於

啤酒
（酒精含量5度）

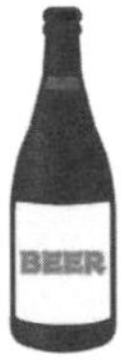

中瓶1瓶
500ml

日本酒
（酒精含量15度）

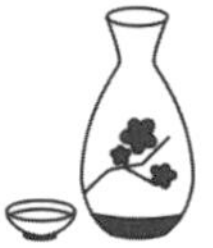

1合
180ml

燒酒
（酒精含量25度）

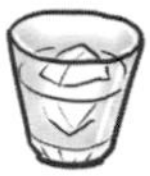

0.6合
約110ml

威士忌
（酒精含量43度）

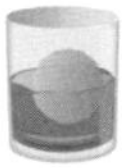

雙份1杯
60ml

葡萄酒
（酒精含量14度）

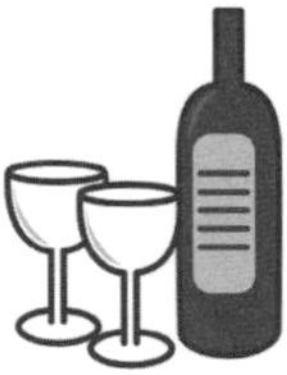

玻璃杯2杯
約180ml

罐裝調酒
（酒精含量5度）

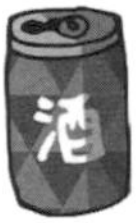

1.5罐
525ml

酒精量的計算

酒量（ml）×〔酒精濃度（%）÷ 100〕× 0.8

酒醒所需的時間

體重約60公斤的人30分鐘內飲用一單位的酒，酒精約需3～4小時才會從體內消失，兩單位的場合約需6～7小時。酒醒時間因人而異，體質不適喝酒的人，尤其是女性，會需要更長的時間來清醒。

優酪乳容易造成淋巴管阻塞，形成白內障、膽結石

「整頓腸內環境」、「提高免疫力」等等，優酪乳給人健康的印象，但切忌不運動又攝取過多。

攝取過多優酪乳、牛奶等乳製品，會造成淋巴管阻塞。這是根據過去長達20年的飲食習慣資料的統計結果。甲狀腺出現問題的人，也應盡量避免乳製品。

另外，優酪乳可能容易形成膽結石。運動不足又每天食用乳製品、炸物，長期飲用茶、紅茶、酒的人需要特別注意。

有研究報告指出，女性攝取過量的優酪乳會使女性荷爾蒙分泌過多，提高罹患乳癌的風險。

另外，優酪乳攝取過量也可能是形成白內障的原因。

優酪乳、起司等乳製品進入身體後，乳糖會被分解為葡萄糖、半乳糖。葡萄糖是我們重要的能量來源，而半乳糖會被吸收但不會直接使用，需要經由半乳糖激酶（galactokinase）等酵素作用，才能轉換成葡萄糖被身體利用。

除了歐洲人等一部份的人種之外，半乳糖激酶在過了幼兒離乳期就會消失。我們也會隨著成長失去半乳糖激酶。

這邊會出現的問題是，好不容易被吸收的半乳糖，因為缺乏半乳糖激酶等酵素，無法轉變為葡萄糖。

沒有轉為葡萄糖的半乳糖會堆積到眼睛的水晶體，發生白內障。

雖然許多人會認為「白內障是老人的眼部疾病」，但近年來，年輕世代也出現白內障的問題。我認為這可能與飲用太多優酪乳有關。

如果需要攝取乳製品，前提是必須從事運動。關於運動的效果，會在第5章說明。

明明沒有從事運動，卻為了有益於腸道而每天勤奮攝取自己不怎麼喜歡的牛奶、優酪乳，希望各位不要做這樣的事情。

重　點

不運動卻過量攝取乳製品，容易造成淋巴管阻塞、膽結石。
研究指出，女性過量攝取乳製品會提高乳癌的罹患風險。
乳製品中的半乳糖會堆積於眼睛的水晶體中，發生白內障。

人體內乳製品的分解情形

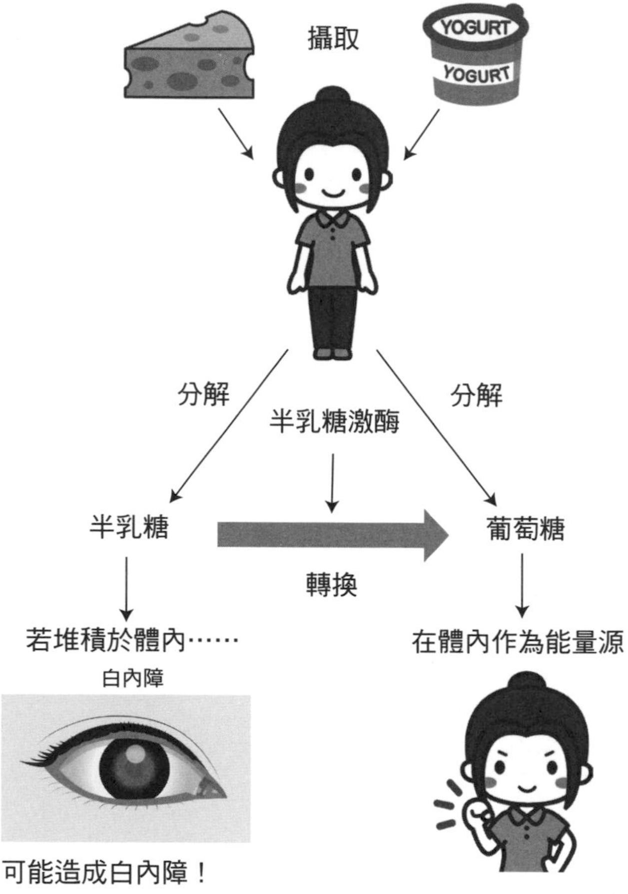

「捏捏脖子」重新獲得健康！

病例 7

三十年來一直原因不明的惱人暈眩治好了

K・I女士（65歲　沖繩縣　女性）

症狀

頭痛
走路不穩　暈眩
耳鳴
肩膀僵硬

三十年來，我為暈眩、耳鳴困擾許久。早上睜開眼睛會發生嚴重的暈眩，有時甚至會沒辦法坐起來。

我曾經接受過一次手術，得知不是梅尼爾氏症，為什麼會發生這些症狀呢？各大醫院都查明不了原因。

去年，偶然在收音機上轉到宮城醫師主持的廣播節目，在節目中聽到醫師說可以「完全治好耳鳴。」我心想：「說不定我的暈眩也有可能治好。」便決定前往診所試試看。經過一段時間的治療後，我改成每個禮拜看診一次。

製作了旺旺牙套，遵照醫師的建議將側睡改成仰睡，也盡可能捏脖子緩解頸部。

結果，暈眩的症狀就在不知不覺中治好了。

我每天早上從事回收垃圾的工作，以前天天都要帶著止暈眩的藥物執勤，現在已經不需要依賴藥物了。雖然還殘留一些頭痛、耳鳴，但我想應該不久後就會治好了，真是令人期待。

旺旺醫師的解說

被診斷為原因不明的「暈眩」，可能是耳朵半規管的淋巴液內壓上升引起的。實際上，捏脖子緩解頸部，接著治療顳顎關節症後，許多人的暈眩、走路不穩都獲得改善，為這些症狀所擾的患者都感到非常高興。這是改善腦脊髓液循環、半規管內壓下降的結果。

病例

8

「捏捏脖子」重新獲得健康！

腦神經外科治不好的頭痛，交給牙醫師竟然治好了

K・Y女士（52歲　沖繩縣　女性）

症狀
顳顎關節症　暈眩
頭痛　打鼾
耳鳴　肩膀僵硬
頸部僵硬
左顎彈響

我大約兩年前顎骨錯位變成顳顎關節症，嘴巴一張開就感到痛，沒辦法咀嚼堅硬的食物，只能改吃流質食物。身體後來也出現歪曲，腳部、腰部都痛得厲害。

當時想要找牙醫師，但我剛從東京搬到沖繩，不曉得改找哪間診所比較好。就在那個時候，在東京看診的牙醫師介紹我去宮城醫師的診所。

最初的醫療諮詢，醫師除了問診之外，還用影像診斷調查了腦脊髓液的狀態。結果顯示，腦脊髓液的循環非常糟糕。

「有感到暈眩、頭痛或耳鳴嗎？」醫師說中我全部的症狀。

尤其是頭痛，我已經煩惱十多年了，服用止痛藥的次數也不斷增加。

「這些症狀全部都是咬合不正造成的喔。」聽醫師這樣說，我決定製作旺旺牙套。

一開始戴上旺旺牙套的時候，頭痛、下顎錯位的感覺、肩頸肌腱與肌肉的緊繃一下子就消退，變得輕鬆許多。而且，令人意外的是，視野變得明亮清晰。自從來到沖繩後，眼睛就覺得昏暗模糊，我還以為是紫外線過強的關係，原來是咬合不正惹的禍。

剛裝上旺旺牙套時，因為是一直放在口中，起初會有異物感，但一個禮拜後就習慣了。

雖然醫師囑咐：「晚上睡覺的時候再戴就可以了。」但因為戴上牙套就不會頭痛、也沒有耳鳴，所以現在我只有在吃飯的時候才會拿下來。

旺旺牙套沒有覆蓋到前面6顆門牙，其他人不太會注意到。跟朋友一起吃午餐時，我會在用餐前自然地離開座位到洗手間拿掉牙套，用完餐後再到洗手間戴上。

習慣平時戴著旺旺假牙後，終於從頭痛之苦獲得解脫，但去年12月，可能是因為過於忙碌的關係，偏頭痛長達一個禮拜，服用止痛藥也沒有效果。掛號腦神經外科，醫師拍攝MRI後，不出所料還是診斷：「沒有異常。」

給宮城醫師診察後，他為我做頸部觸診：「妳這個地方錯位造成腦脊髓液淤滯，所以才會感到頭痛喔。」並幫我進行調整。

腦神經外科治不好的頭痛，交給牙醫師就治好了！真的非常感謝旺旺醫師。

旺旺醫師的解說

有長年頭痛困擾的人，大多伴隨咬合不正造成的顳顎關節症、頸椎症。因為循環腦部的血液返回心臟的通道內頸靜脈受到壓迫，才因此感到頭痛。只要治療顳顎關節症、捏脖子來緩解頸部，讓腦內的血液、腦脊髓液循環變得順暢，就能改善頭痛的症狀。

第 5 章

遵守五個健康守則，不失智，活到100歲！

法。

前面說明了頸部僵硬與失智症的關係，以及捏脖子是預防失智症的有效辦

然而，好不容易預防了失智症，卻罹患其他疾病而死亡，或造成生活品質降低，那實在很可惜。

在最後一章，我想要分享自己推薦的「健康活到一百歲的五個守則」。

健康五守則分別為「捏脖子」、「刷洗舌頭」、「溫暖腹部」、「揉小腿肚」、「多運動」。

每個都是簡單容易做到的原則，如果年過四十，建議每天都要實踐。

1 捏脖子對頭痛、耳鳴、暈眩、走路不穩、睡眠呼吸中止症等也有效果

第一守則是「捏脖子」。消除內頸靜脈的阻滯，可改善以下不適症狀，獲得建構健康身體的基底。

〈頭痛〉

沒有其他疾病卻反覆發生的頭痛，稱為「慢性頭痛」。

其實，慢性頭痛很多時候也跟頸部僵硬有關。

在第2章也有說明過，長年持續半夜緊咬牙齒，會造成頸椎歪曲。

第一、第二頸椎是特別容易歪曲的地方。這兩處原本就要承受頭部的重量，卻又加上緊咬牙齒帶來的負擔，就變得容易歪曲。

第一、第二頸椎歪曲後，支撐頭部的頸部肌肉胸鎖乳突肌會僵硬，壓迫到

胸鎖乳突肌內側的內頸靜脈，造成血流變差。流入腦部的血液大多是透過這條內頸靜脈的血管返回心臟，如果內頸靜脈發生阻滯，會使腦內部的血管內壓上升、血管膨脹，每次血液從心臟往上流至腦部時，都會發生一跳一跳的搏動性強烈頭痛。這樣的頭痛也稱為「緊張性頭痛（tension headache）」。

另外，流至腦部的血流變差，會導致腦部缺氧、自由基累積。這也是發生頭痛的原因。

捏脖子消除內頸靜脈的阻滯，讓腦血管內壓下降後，就能改善頭痛的情況。

〈耳鳴、暈眩、走路不穩〉

隨著年齡增長，愈來愈多人為耳鳴所困。

其實，耳鳴的發生大多跟顳顎關節症有關。

失去臼齒而咬合變差的人，下顎的關節、肌肉容易疲勞，造成顳顎關節部分的血液、淋巴液循環變差，導致流至耳朵半規管的淋巴液、耳內的血液循環不佳，結果引發耳鳴。

顳顎關節造成的耳鳴，可藉由捏脖子促進顳顎關節部分的血液、淋巴液循環來減輕症狀。同時，暈眩、走路不穩等症狀也容易獲得改善。

〈睡眠呼吸中止症〉

「睡眠呼吸中止症」是指呼吸在睡覺時停止的疾病，主要症狀有白天感到強烈嗜睡、倦怠感、注意力減低等等，會逐漸對社會造成大問題。尤其是開車打瞌睡，根據統計數據，發生車禍的機率比正常人高出7倍。

罹患睡眠呼吸中止症的人，頭部在睡覺時大多為後仰的姿勢。下顎往上造成舌頭下沉堵住呼吸道，所以才會打鼾，導致無法呼吸的睡眠呼吸中止症。

想要止住打鼾很簡單，如同第3章的說明，只要睡覺時稍微縮回下顎就行了。這個姿勢能夠讓嘴巴自然閉合、用鼻子呼吸，所以不會打鼻鼾。確保了呼吸道的通暢，就不會罹患睡眠呼吸中止症。

醫師診斷為「睡眠呼吸中止症」後，馬上會囑咐：「睡覺時請戴著ＣＰＡＰ

呼吸器吧。」但在戴上之前，先捏脖子消除頸部僵硬，調整枕頭並用縮回下顎的姿勢就寢，應該就能夠減輕症狀。

另外，戴上旺旺牙套可避免就寢時緊咬牙齒，防止頭部後仰，能夠減輕打鼾的情況。有七成前來在宮城牙科診所改善打鼾問題的患者成功拆掉CPAP了。

重點

頭痛、耳鳴、走路不穩、睡眠呼吸中止症等症狀，可靠捏脖子來治療。

2 刷洗舌頭能預防肺炎

「肺炎」是指細菌、病毒等病原侵入肺部，引起發炎症狀的疾病。長久以來，「癌症」、「心臟病」、「腦中風」被列為日本人的三大死因。然而，近年肺炎取代腦中風成為第三名。若僅看高齡者，肺炎更成了死因的第一名。

對於預防肺炎的發生，第二守則「刷洗舌頭」是非常有效的辦法。藉由刷洗舌頭，除了肺炎、流感等呼吸器疾病，也能預防胃癌和大腸癌。

為什麼這樣說呢？因為我蒐集刷洗舌頭與疾病的相關數據，已持續超過20年。

在診所檢查患者的舌頭時，我發現了許多的細菌。幽門桿菌、大腸桿菌、齲齒菌、念珠菌等等，其中肺炎球菌特別得多。

為了阻止肺炎球菌侵入體內（肺部），需要刷洗舌頭。

另外，根據東京醫科牙科大學的研究，有注意口腔護理的高齡者，流感發病率是未注意口腔護理的1／10。

以看護設施裡的高齡者為對象，調查實施口內護理的98人與未實施的92人的流感情況，結果後者有9人發病，而前者僅只1人發病。

口中、喉嚨裡的細菌，以會產生助長病毒感染的蛋白酶（protease）、神經胺酸酶（neuraminidase）等酵素而聞名。加強口內護理能夠減少產生這些酵素的細菌。

刷洗舌頭的做法很簡單。

早上、中午、晚上餐後，用牙刷刷到舌頭深部10秒左右就行了。一般牙刷不易刷掉細菌，我推薦用刷毛細柔的牙刷。

市面上也有專門刷洗舌頭的器具，使用這種的舌苔刷也行。

用鹽水漱口效果會更好。因為口中的細菌不耐鹽分。

刷洗舌頭後，大部分的口臭也會跟著消失。口臭大多是因為舌頭上的細菌所造成。

以前，97歲的家父因肺炎住院。我試著診察他的舌頭，果然污垢很多。「你要好好刷洗舌頭才行。」聽我這麼說的家父只回答：「我偶爾有刷喔。」

只有偶爾是不行的。

口中的細菌經過5小時就會增長3倍，如果不每天刷洗，就失去預防疾病了。

家父開始頻繁刷洗舌頭後，經過一個禮拜就出院了，現在也過得很健康。即便高齡者罹患肺炎住院，養成刷洗舌頭的習慣，也能夠恢復健康回家。

我會注意到刷洗舌頭的重要性，是因為自己有氣喘的問題。

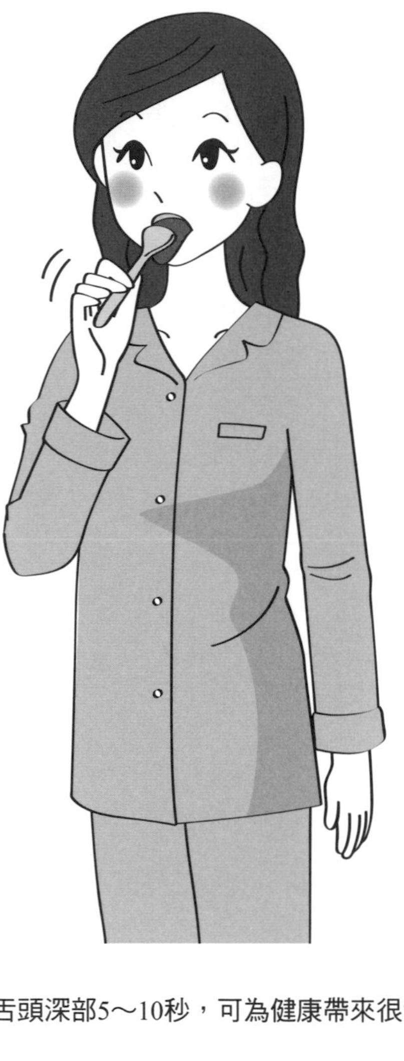

每天刷洗到舌頭深部5～10秒，可為健康帶來很大的貢獻

自小就為氣喘所擾的我，嘗試各種方法改善體質後，以為已經克服問題了，但後來仍舊氣喘復發。

「能做的全都做了，為什麼還是好不了……」

最後想到的就是，我沒有刷洗肺炎球菌的溫床——舌頭。

現在除了預防呼吸道疾病，也為了預防胃癌和大腸癌，我每天都會刷洗舌頭。根據資料統計，罹患消化道的患者，大部分都沒有刷洗舌頭的習慣。

雖然刷洗舌頭是我自己想出來的養生法，但效果非常驚人。因此，如果要為子女留下一句遺言，我會想留下這句話：

「記得天天刷洗舌頭！」

重點

刷洗舌頭能預防呼吸道疾病、胃癌和大腸癌。

3

溫暖腹部，促進「水」的循環，預防失智症&提升免疫力

在看診失智症患者時，我注意到腹部、手腳冰冷的人很多。

尤其腹部冰冷的人需要注意。

腹腔原本就有30～50毫升的「腹水」，內臟浮於腹水中，免於受到外部的衝擊。

不覺得好像在那裡聽過類似的情況嗎？沒錯，跟腦與腦脊髓液是同樣的關係。

腹水與腦室產生的腦脊髓液同為水，會在體內相互循環。

換句話說，**若腹部冰冷使腹水的循環變差，腦脊髓液的循環也會跟著變差，結果容易發生失眠、失智症。**

因此，第三守則：溫暖腹部，促進腹水流動，是非常重要的事情。

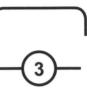

溫暖腹部還有其他好處。

肚子裡頭有胃、腸、腎臟等重要器官，溫暖腹部可維持這些器官的機能。尤其能夠促進胃液的分泌，增進食慾。我們可從飲食補充必要的營養，能夠增進免疫力，讓身體不容易生病。

我的患者當中，有些人以前有食慾不振的問題，但溫暖腹部後，不少人表示：「我現在吃多少都沒問題。」

另外，肚子裡頭還有腎上腺這個器官，溫暖腹部能夠促進荷爾蒙分泌。腎上腺會分泌腎上腺素、去甲腎上腺素（舊稱：正腎上腺素）、皮質醇等與疲勞有關的荷爾蒙，所以不容易感到疲勞。

如果腹部冰冷讓腎上腺的機能下降，甲狀腺會過度活躍。若持續低溫狀態，這次會換成甲狀腺機能下降，造成全身細胞無法順利運作，出現容易疲勞、倦怠無力等症狀。女性也有可能提早出現更年期症狀。

低溫會使內臟機能下降，說腹水冰冷會讓人生病也不為過。健康長壽的人，大家的體溫都偏高。而且，他們的食慾也較旺盛。

請每天用熱水袋溫暖腹部兩次，預防失智症與其他疾病的發生。

溫暖腹部的方法有圍腰帶、使用熱水袋、懷爐等，哪一種都沒關係，請依照自己方便選擇。

我會建議能夠確實溫暖腹部的熱水袋。

熱水袋的使用基準為每天20～30分鐘兩次。白天一次、夜晚一次，溫暖腹部再睡覺，是比較正統的做法。

用熱水袋溫暖腹部並不僅限於冬天，若年過六十，即便是夏天也可全年無休這麼做。

順便一提，有一種說法是「頭寒足熱」最健康，但我認為無論大人小孩「全身上下都要做好保暖」。

尤其是高齡者，頭部低溫會讓血液循環變差，提升罹患失智症的風險。

頸部僵硬的人也是，循環原本就已經不好了，要是又讓頭部溫度過低，對健康沒有任何好處。

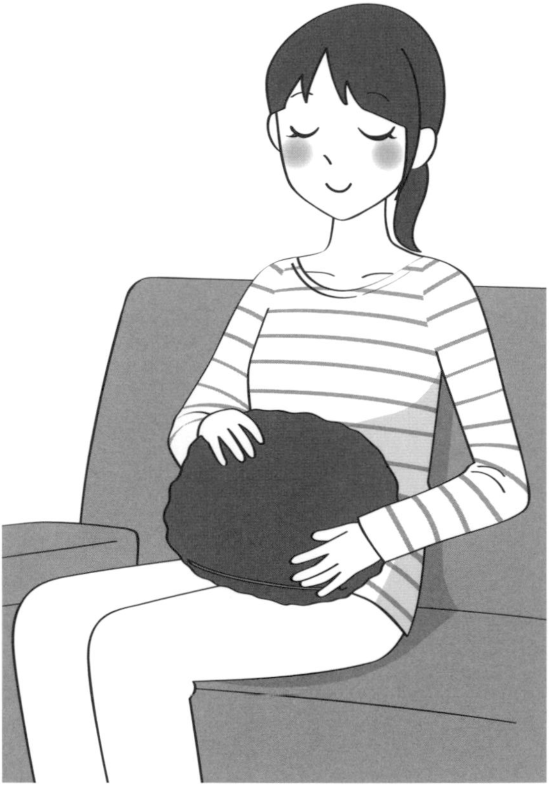

熱水袋可以「全年無休」。

除了緩解頸部之外，冬天寒冷外出時，建議戴個帽子保暖頭部吧。

在沖繩有「海水溫熱療法」，使用沖繩近海乾淨的海水蒸熱毛巾，熱敷在身上提高免疫力。這個絕佳溫熱療法能夠從頭部溫熱到腳部前端，我會推薦給患者用來預防失智症。現在，日本全國都有開設分店。

重 點

溫暖腹部可改善腦脊髓液的循環，緩解失眠、食慾不振。

還能夠活化腎上腺，獲得不易疲勞的身體。

海水溫熱療法可預防失智症。

4 揉小腿肚，阿基里斯腱也一併揉壓，能夠預防跌倒

第四守則是揉小腿肚。

這樣做能預防跌倒。很多人會因跌倒造成大腿骨骨折，長臥在床而惡化失智症狀。

另外，骨折也會產生許多血栓。因為骨折時血管也跟著破裂，身體會製造血栓來堵住血液。如果血栓塞住心臟、腦部的血管，就會引發心肌梗塞、腦梗塞。

考量到這些層面，高齡者絕對不可以跌倒。

高齡者容易跌倒，是走路方式出現問題。

年輕時腳踝能夠靈活活動，用腳跟著地、用腳尖蹬地行走，但小腿肚、阿

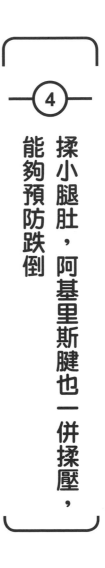

基里斯腱會隨著年齡增長僵硬，變成用整個腳底著地行走。

這樣的走路方式，腳沒有辦法抬得很高，稍微有些高低差就容易絆倒，甚至骨折。

提及「預防跌倒」，許多人傾向認為：家裡得進行無障礙改建才行！但在改建之前，還有應該要做的事情。那就是揉小腿肚。

揉壓方式沒有特別的限制，不過請連同阿基里斯腱一併揉壓。**以痛得舒服的強度，揉壓整個小腿肚與阿基里斯腱後，腳踝會變得非常柔韌，稍微絆到也不會跌倒。**

而且，全身的血液、腦脊髓液循環變好，能夠預防失智症。

如果我是販售健康食品的推銷員，在販售有益韌帶、膝蓋的葡萄糖胺或者軟骨素時，還會叮嚀：「服用前請先揉一揉小腿肚。」因為有腰痛、膝蓋痛問題的人，大多都有小腿肚、阿基里斯腱僵硬的問題。

重　點

揉壓小腿肚與阿基里斯腱，具有預防跌倒、失智症的雙重預防效果。

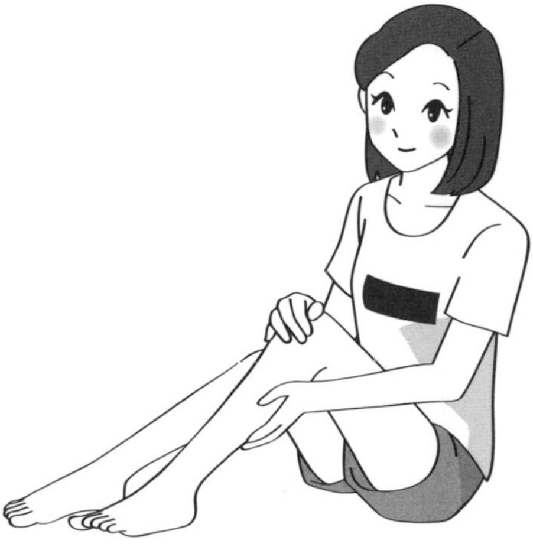

平常請多揉揉阿基里斯腱與小腿肚吧

5 多運動，每天至少健走20分鐘

在健康節目、健康書籍中，常常看到「那個不行、這個不行」，本書也有列出應該避免的食品。

然而，有在從事運動的人，可以不用如此吹毛求疵，最後就來討論第五守則：多運動這件事吧。

大多數的情況，運動的重要性會跟消耗熱量放在一起說，但我想要從腦部的機制來說明。

「開始健走後，食量意外地減少了。」各位有過這樣的經驗嗎？運動會消耗能量，照理來說應該吃得比較多才對，但為什麼食量卻反而減少呢？

這是因為**運動會增加流至腦部的血液量。換句話說，腦部獲得充沛的氧氣、營養素，處於滿足狀態，因而下達「不用繼續吃了」的指令。**

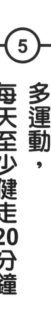

而沒有從事運動的人，血液循環變差，腦部未能獲得足夠的氧氣與營養素，只好發出「肚子餓了，要吃點什麼才行」的指令。大多數的情況，人會因為腦部感到疲勞，變得想要吃油脂食物。

此時，如果攝取椰子油等「好油」還沒關係，但人大多會向含有「壞油」的油炸物、速食、餅乾點心等容易取得的食物伸手。或者，有些人會莫名地想要吃冰淇淋。他們認為是因為自己愛吃甜食，所以才會想吃冰淇淋，殊不知其實是油脂不足的緣故。

像這樣攝取「壞油」後，腦脊髓液會偏酸性造成動脈硬化，提高罹患失智症的風險。

有意識地攝取「好油」與青汁（大麥若葉和明日葉汁），對腦部補給油脂、維生素與礦物質，就能抑制想吃餅乾點心、速食麵的衝動。

最為理想的情況是從高中到25歲左右確實從事運動，讓身體長出抵達身體末梢的微血管。所以，我才會一直提倡：「年輕時要多多運動。」

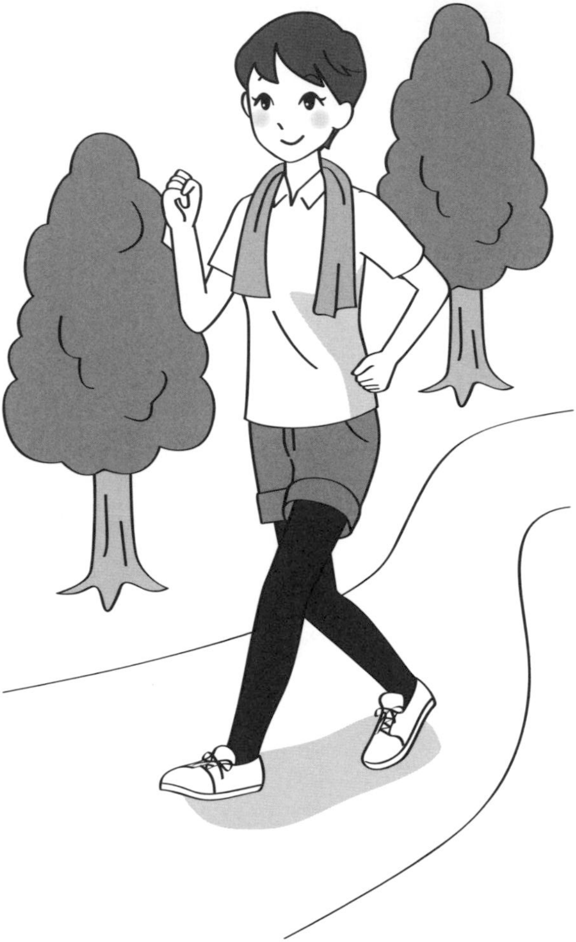

運動能夠增加腦部的血流量

不過，從現在開始運動也不嫌晚。**每天健走、慢跑10～20分鐘，腦部血管就容易延伸，讓腦細胞的各個角落都能夠獲得血液，預防失智症的發生。**沒辦法到外面運動時，年輕人可做空氣跳繩（做跳繩動作，不必真的用跳繩）、高齡者可做原地踏步至少10分鐘。

如果邁入高齡而沒辦法健走、慢跑，不妨考慮泡熱水澡、全身按摩或溫熱療法，這些都能夠促進全身的血液循環。

另外，在運動前、泡澡前，請不要忘記捏脖子緩解肌肉。

重　點

1每天捏脖子、**2**刷洗舌頭、**3**溫暖腹部、**4**揉小腿肚與阿基里斯腱、**5**每天健走**20**分鐘。

這健康五守則就是高齡者活得健康長壽的秘訣。

為了過著充實的人生，務必每天養成這些習慣。

病例

9

「捏捏脖子」重新獲得健康！

我拆掉了呼吸器，丈夫也獲得安眠

T・O女士（68歲 沖繩縣 女性）

症狀

肩膀僵硬
睡眠呼吸中止症
打鼾

二〇一四年，丈夫擔心我的打鼾情況，表示：「找醫師看一下會比較好。」在檢查後，醫師診斷：「這是睡眠呼吸中止症，需要戴上CPAP（正壓呼吸器）就寢。」從該年三月，我便開始使用CPAP。

後來，從報紙、廣播上得知宮城醫師的事情，二〇一六年二月，我決定前往醫師的診所就診。

宮城醫師的治療主要是緩解頸部，囑咐我睡覺時戴上旺旺牙套。

該年八月再度接受睡眠呼吸中止症的檢查後，醫師診斷：「不用再戴CPAP了。」

我現在拆掉CPAP也能夠熟睡，旅行時不用再多帶一台機器，真的很開心。丈夫也因為我的打鼾減少而能夠安眠了。

我現在也會每個月前往診所一次，讓醫師幫我緩解頸部。

打鼾是可以治療的，我想讓更多人知道這件事。

旺旺醫師的解說

牙齒咬合不正、缺少臼齒的人，半夜會緊咬牙齒造成下顎關節疲勞、僵硬，這就是顳顎關節症。當下顎僵硬得厲害時，頸部的僵硬也會跟著惡化，先會發生頭部後仰、打鼾的問題，接著變成睡眠呼吸中止症。

治療咬合、捏脖子後，這名患者頭部後仰的情況便消失，打鼾也跟著停止，順利拆掉了睡眠呼吸中止症的CPAP。

病例

10

「捏捏脖子」重新獲得健康！

開始捏脖子後，血壓變穩定了

N・H先生（76歲 沖繩縣 男性）

症狀
暈眩　走路不穩
耳鳴　失眠
肩膀僵硬
頭部沉重　心悸
感到噁心　打鼾

大約一年前，我因為熱中暑被女兒帶去宮城牙科診所，後來都會去找醫師幫我緩解頸部，也開始使用旺旺牙套。

血壓高的時候，我會在去醫院的路上服藥。讓宮城醫師緩解頸部的隔天，血壓就變得穩定。

我想今後我也會定期前往診所吧。

旺旺醫師的解說

高血壓的患者當中，許多人只要捏脖子，就能減輕心臟的負擔，讓血壓下降。

結尾

「得救了！這都是多虧旺旺醫師。真的非常謝謝您！遇見旺旺醫師，我的人生整個都不一樣了。」

這是患者治癒過去一直原因不明的痛苦疾病時，親口說出的感謝之詞。

大家都感激得淚流滿面。

有人因為高興找到病因，贈送花束來診所；有人因為治好暈眩，久違十年出發去旅行，順道帶了伴手禮慰問；有人因為治好長達十年的頭痛，能夠重回廚房煮飯，親手做了沙翁（沖繩的傳統點心）送給我和醫護人員……

「為什麼只有我要受這種苦？如果以後都要這麼痛苦活著，還不如一死了之。」他們過去都是活得生不如死的人。

透過現代醫學的盲點「捏脖子」，消除連結腦部與心臟最重要的血管，也就是內頸靜脈的壓迫，暢通腦脊髓液後，頭痛、暈眩、走路不穩、失眠、疲勞感、健忘、心悸等症狀也就獲得改善。

每天都有捏脖子的人，總有一天會注意到自己身體的變化吧。至少，這能夠預防將來可能罹患的腦梗塞、心臟衰竭、失智症才對。

我自己也經歷過兩次不得不意識到死亡的大病（急性胰臟炎與氣喘發作）。這些經驗讓我強烈希望：「不想讓大家體會這有如死亡般的痛苦經驗。」

這就像是曾經兩次差點溺死海邊的人，會對準備下海游泳的人這樣建議：「游泳時一定要穿上救生衣！」

若將人生比喻為大海，在不知道頸部維護、捏脖子的狀態下生活，就像是不穿著救生衣下海游泳。

捏脖子，將會成為防病於未然的其中一塊基石。

非常感謝NOVEL（股份有限公司）的小原秀紀社長、出版相關的各位同仁，讓我有機會透過本書向更多人傳達我至今的經驗、思維。另外，多虧有內人滉旺莉的支持，我才能走到今天。

真誠感謝各位讀者讀到最後。我今後也會繼續鑽研，為大家的健康做出貢獻，不斷宣揚新的知識，將此視為今生的使命！

祝福各位今後能夠過得更加健康，走向幸福的人生。

太陽醫療法人　理事長
宮城牙科診所 院長　宮城旺照

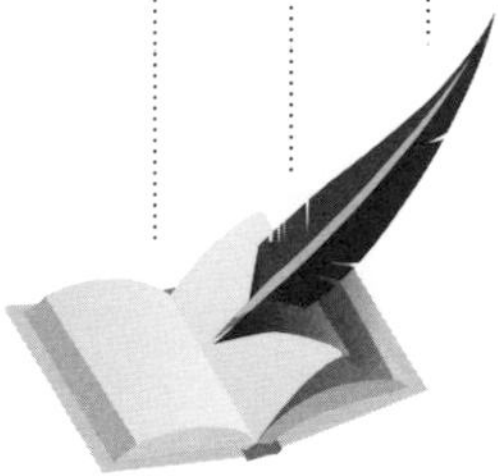

Note

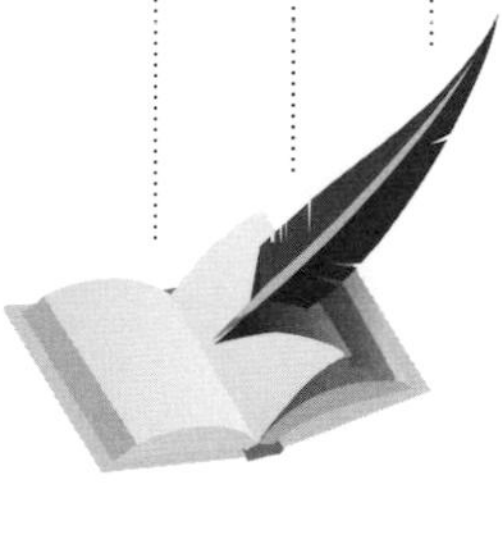

國家圖書館出版品預行編目資料

捏捏脖子防失智：頭痛、健忘、暈眩、耳鳴,原因竟是腦脊髓液循環不良 / 宮城旺照著；衛宮紘譯. -- 初版. -- 新北市：世茂, 2019.07
面；　公分. -- (生活健康；B463)
ISBN 978-957-8799-82-0(平裝)
1.頸部　2.健康法
416.612　　108007596

生活健康 B463

捏捏脖子防失智：頭痛、健忘、暈眩、耳鳴，原因竟是腦脊髓液循環不良

作　　者 / 宮城旺照
取材・構成 / 有留もと子
撮　　影 / 中原希実子
編集協力 / 山本時嗣
插　　圖 / イラスト工房
本文圖版制作 / 株式会社Sun Fuerza
譯　　者 / 衛宮紘
主　　編 / 陳文君
責任編輯 / 曾沛琳
封面設計 / 林芷伊
出 版 者 / 世茂出版有限公司
地　　址 / (231)新北市新店區民生路19號5樓
電　　話 / (02)2218-3277
傳　　真 / (02)2218-3239（訂書專線）、(02)2218-7539
劃撥帳號 / 19911841
戶　　名 / 世茂出版有限公司
世茂官網 / www.coolbooks.com.tw
排版製版 / 辰皓國際出版製作有限公司
印　　刷 / 世和彩色印刷股份有限公司
初版一刷 / 2019年7月

ＩＳＢＮ / 978-957-8799-82-0
定　　價 / 280元